Pflegekompakt

Die Autoren:

Theo Kienzle, geb. 1955, Jurist, arbeitet als Dozent in den Spezialgebieten Sozial-, Medizin- und Betreuungsrecht für diverse Aus-, Fort- und Weiterbildungseinrichtungen. Lebt in Mosbach (Baden). Diverse Veröffentlichungen von Fachbüchern und weiteren Publikationen. Er ist zudem beratend in einem Anwaltsbüro zum Pflegerecht inklusive Arbeitsrecht tätig.

Barbara Paul-Ettlinger, geb. 1946, Dipl.-Psychologin und Pädagogin (PH). Zusatzausbildung in Gesprächspsychotherapie und Fortbildungen in Gerontologie. Seit mehr als 20 Jahren als Dozentin an verschiedenen Fachschulen und Fortbildungseinrichtungen tätig. Sie leitet Seminare, beispielsweise Sterbebegleitung und Kommunikation im Pflegebereich. Sie lebt in Ludwigshafen. Einzelne Veröffentlichungen zum Thema Leben im Alter.

Theo Kienzle
Barbara Paul-Ettlinger

Aggression
in der Pflege

Umgangsstrategien für
Pflegebedürftige und Pflegepersonal

7. Auflage

Verlag W. Kohlhammer

7. Auflage 2013

Alle Rechte vorbehalten
© 2001/2013 W. Kohlhammer GmbH Stuttgart
Umschlag: Gestaltungskonzept Peter Horlacher
Gesamtherstellung:
W. Kohlhammer Druckerei GmbH + Co. KG Stuttgart
Printed in Germany

ISBN 978-3-17-024382-8

Vorwort zur 7. Auflage

In der Auseinandersetzung mit der Frage der Aggression und Gewalt in der Pflege stößt man auf zahlreiche Veröffentlichungen, Untersuchungen und Erklärungsmodelle. Auffällig ist, dass der Aspekt der Misshandlung fast nur vonseiten der Betreuten, der psychisch kranken, der behinderten oder der alten Menschen beschrieben und erklärt wird. Es wird dabei oftmals außer Acht gelassen, dass es ebenfalls zu Übergriffen seitens der Betreuten kommt – und dies nicht selten. In der Zeitschrift „Altenpflege" (9/98) berichtet Grond, dass über 80 % der befragten Praktikanten (Altenpflegeschüler/innen) geschlagen oder beleidigt wurden. Gerade die oft kaum verständliche Abwehr, ja Aggression gegen die Pflegeperson stellt einen Indikator für die Belastungen des Berufes dar. Aggression bzw. gewalttätiges Verhalten bezeichnet die massivste Form der Ablehnung gegenüber einer Person, die „es gut mit mir meint". Es verlangt ein hohes Maß an sozialer Kompetenz, um diese Angriffe nicht persönlich zu nehmen, sondern sein eigenes Handeln zu hinterfragen und angemessen zu reagieren.

Die Intention der Verfasser ist es, allen in der Pflege und Betreuung tätigen Personen Hilfestellungen für angemessenes Verhalten in schwierigen Konfliktsituationen an die Hand zu geben. Grundsätzlich kann sich aus einer Interaktion zwischen Betreuenden und Betreuten eine aggressive bzw. gewalttätige Handlung entwickeln. Es geht den Verfassern darum, aggressives oder gewalttätiges Verhalten zu erklären, aber nicht zu entschuldigen.

 Warnung
Aggression bzw. Gewalt ist nie angemessenes Verhalten!

Es war das Anliegen der Verfasser, ein praxisnahes Buch zu schreiben, um Pflege- und Betreuungspersonal in stationären und ambulanten Einrichtungen praktische Hilfestellung an die Hand zu geben. Wir erheben keinen Anspruch auf Vollständigkeit, aber wir hoffen, Denkanstöße zu geben, die vor Ort individuell modifiziert werden können.

Wir sind uns darüber im Klaren, dass in der Pflege hauptsächlich weibliche Beschäftigte arbeiten, die Verwendung der männlichen Bezeichnung dient der Arbeitserleichterung und stellt keine Diskriminierung dar.

Mosbach,   T. Kienzle
Ludwigshafen, im August 2013   B. Paul-Ettlinger

Danksagung

Wir danken allen, die uns beim Verfassen dieses Fachbuches unterstützt haben.

Wir danken allen Schülerinnen der verschiedenen Fachschulen und den Fortbildungsteilnehmern, die durch ihre Fallbeispiele und ihre Anregungen zur Praxisnähe dieses Buches beigetragen haben.

Inhaltsverzeichnis

Abkürzungsverzeichnis

a.a.O.	am angegebenen Ort
AP	Arbeitsrechtliche Praxis (Nachschlagewerk des Bundesarbeitsgerichts)
ArbSchG	Arbeitsschutzgesetz
ArztR	Arztrecht (Zeitschrift)
AVR-Diakonie	Arbeitsvertragsrichtlinien für Einrichtungen, die dem Diakonischen Werk der Evangelischen Kirche in Deutschland angeschlossen sind
BAG	Bundesarbeitsgericht
BAT	Bundesangestelltentarifvertrag
BGB	Bürgerliches Gesetzbuch
BGH	Bundesgerichtshof
BVerfG	Bundesverfassungsgericht
DB	Der Betrieb (Zeitschrift)
FamG	Gesetz über das Verfahren in Familiensachen und in den Angelegenheiten der freiwilligen Gerichtsbarkeit (Familienverfahrensgesetz)
HeimG	Heimgesetz
HeimPersV	Heimpersonalverordnung
i.V.m.	in Verbindung mit
MedR	Medizinrecht (Zeitschrift)
MuSchG	Mutterschutzgesetz
MuSchArbV	Verordnung zum Schutz Schwangerer
MuSchRiV	Mutterschutzrichtlinienverordnung
m.w.N.	mit weiteren Nachweisen
NJW	Neue Juristische Wochenschrift (Zeitschrift)
o.Ä.	oder Ähnliches
Rdn.	Randnummer
SGB	Sozialgesetzbuch
StGB	Strafgesetzbuch
UBG-BW	Unterbringungsgesetz Baden-Württemberg
u. U.	unter Umständen
VO	Verordnung
WPM	Wertpapiermitteilungen (Zeitschrift)

I   Psychologischer Teil

1 Definition von Aggression und Gewalt

In der einschlägigen Literatur findet man zahlreiche Erklärungsversuche, von denen hier einige zitiert werden sollen. Bewusst wurden solche ausgewählt, die im Zusammenhang mit der Pflege stehen. Die Bedeutung eines Werkes über die Aggressionsproblematik wird exemplarisch deutlich anhand einer Untersuchung an 20 Mannheimer Altenheimen (Tab. 1, vgl. Wirsing 2000, S. 201).

Tab. 1: Aggressionsproblematik in Altenheimen

	Bewohner in 20 Mannheimer Alten- und Altenpflegeheimen	
Psychische Störungen und Verhaltensauffälligkeit (nach Einschätzung der Pflegekräfte)	Neuaufnahmen (N = 187) in %	Stichtagspopulation (N= 1.927) in %
Dementielle Störungen	53,1	50,6
Depressivität	54,5	48,8
Ängstlichkeit	42,9	31,6
aggressive Äußerungen und Handlungen	18,9	22,9
Agitiertheit (Unruhe)	28,6	34,1
Misstrauen	18,4	22,7
Wahnvorstellungen und Halluzinationen	10,0	11,1
Alkoholmissbrauch	3,4	3,3

Definition
Grundsätzlich definieren die Verfasser Aggression bzw. Gewalt als Schädigung, Kränkung und Verletzung einer anderen Person.

So erwähnt Steinert das Problem des „objektiven" Beobachters im *Umgang mit psychisch Kranken.*

> Aggressionen finden in der Regel in einer zwischen-
> menschlichen Interaktion statt (auch Aggression gegen
> Gegenstände hat letztlich meist eine Bedeutung in einer
> zwischenmenschlichen Beziehung). Da es aber eine unbe-
> rechtigte Annahme ist, dass Aggression ausschließlich
> vom Patienten ausgehen muss, ist hier die versuchsweise
> Anwendung eines sehr subjektiven, die Beziehung berück-
> sichtigenden Aggressionsbegriffs angebracht (...) (Stei-
> nert, 1995, S. 11).

Aggressives Verhalten liegt demnach dann vor, wenn sich eine Person *bedroht, angegriffen oder verletzt fühlt (verbal oder phy-sisch).* Bereits hier wird deutlich, dass Aggression und Gewalt in einer zwischenmenschlichen Beziehung die Schwierigkeit der Zu-ordnung Täter/Opfer in sich birgt. Wichtig erscheint es deshalb, darauf hinzuweisen, dass die Aggression eines Patienten bzw. Be-wohners ihre Ursache in dem keineswegs „neutralen" Vorverhal-ten des jeweiligen Vertreters des Pflegepersonals haben können.

1) Eine Krankenpflegeschülerin, seit vier Wochen auf der geschlossenen Station eines psychiatrischen Krankenhau-ses beschäftigt, hat Angst vor den unkontrollierten Äuße-rungen eines Patienten. Dieser ist ihr an Größe und Kör-perkraft überlegen und neigt dazu, diese Überlegenheit auch auszuspielen. Als er die Angst der Schülerin spürt, nutzt er dies, um sie durch verbale Drohungen dahinge-hend unter Druck zu setzen, ihm die tägliche Zigaretten-ration zu erhöhen.

2) Eine Altenpflegerin hat einen „schlechten Tag", da starke Kopfschmerzen sie quälen. Deshalb führt sie die Grund-pflege, das Waschen, etwas gröber durch als sonst. Der Bewohner reagiert darauf damit, dass er sie als „Nazi-schwester" beschimpft.

Heinrich (1992) erklärt diese Sachverhalte folgendermaßen: „Ag-gression ist ein beobachtbares Verhalten, dessen Qualität und/oder Häufigkeit den eigenen Körper oder den anderer Personen, die dingliche oder soziale Umwelt schädigt, erheblich beeinträchtigt oder stört. Die Beeinträchtigung, Schädigung oder Störung ist Ziel und/oder Wirkung dieses Verhaltens" (S. 17 f.).

Damit will er aussagen, dass das Ziel von Aggressionen stets ist, andere zu schädigen, Sachen zu zerstören (oder auch nur zu „stören"), d.h. aufzufallen und dabei andere zu treffen. Nach dieser Definition umfasst die Aggression ein sehr weites Spektrum, sprich sie beginnt bei bewusst lästigem Verhalten, führt über die Sachbeschädigung und endet schließlich bei der Verletzung anderer Personen oder der Verletzung des eigenen Körpers.

Da massive Aggressionsformen einen negativen sozialen Wert darstellen, besteht bei den betroffenen Bezugspersonen der Wunsch nach Veränderung bzw. Abbau dieses Fehlverhaltens. Die Pflegeperson ist deshalb bestrebt, die Aggressionen als etwas Unerwünschtes zu beenden und in Zukunft zu verhindern.

Ruthemann unterscheidet die Aggression von der Gewalt wie folgt:

> Es wird immer dann von *Gewalt* gesprochen, wenn eine Person zum „Opfer" wird, d.h. vorübergehend oder dauernd daran gehindert wird, ihrem Wunsch oder ihren Bedürfnissen entsprechend zu leben. Gewalt heißt also, dass ein ausgesprochenes oder unausgesprochenes Bedürfnis des Opfers missachtet wird.
>
> Dieses Vereiteln einer Lebensmöglichkeit kann durch eine Person verursacht sein (personale Gewalt) oder von institutionellen oder gesellschaftlichen Strukturen ausgehen (strukturelle Gewalt). Bei der personalen Gewalt erscheint darüber hinaus die Unterscheidung wichtig zwischen aktiver Gewaltanwendung im Sinne der Misshandlung, und passiver Gewaltanwendung im Sinne der Vernachlässigung. Gewalt sollte immer aus der Sicht des geschädigten Opfers definiert werden.
>
> *Aggressives Verhalten* liegt nur dann vor, wenn die Absicht der Schädigung bei einem Täter vorhanden ist. Wenn also eine Person absichtlich etwas macht oder unterlässt, um eine psychische oder physische Beeinträchtigung einer anderen Person herbeizuführen, verhält sie sich aggressiv. Aggression wird aufgrund der Intention eines Täters definiert (Ruthemann 1993, S. 14 f.).

Bei ihrer Betrachtung schließt Ruthemann die Wechselwirkung der Aggression/Gewalt mit ein, sie legt die Bandbreite der Aggression jedoch nicht so weit aus wie Heinrich. Bei ihr beginnt die Aggression erst bei der *Absicht* der Schädigung, nicht bereits beim „Stören".

Anhand eines Beispiels aus einem Alten- und Pflegeheim soll die Absicht der Schädigung erweitert werden – von der bewussten Handlung auf unbewusste Reaktionen.

Beispiel:

Am frühen Morgen betritt eine Altenpflegerin das Zimmer eines Bewohners, um ihn zu wecken, ihm aus dem Bett zu helfen und in die Nasszelle zu führen. Nach energischem Anklopfen geht sie ins Zimmer, macht das Licht an und zieht den Rollladen hoch. Mit einem lautstarken „Guten Morgen!" tritt sie an sein Bett und möchte ihn aufdecken. Der Bewohner fährt vor Schreck zusammen und hält mit beiden Händen die Bettdecke umklammert. „Ich will noch nicht aufstehen, ich will noch liegen bleiben. Im Bett ist es so schön warm. Außerdem bin ich noch so müde, ich habe kaum geschlafen", entgegnet er der Pflegerin. Diese denkt: „Jeden Morgen dasselbe Spiel, jetzt dauert es wieder ewig, bis ich ihn raushabe", ergreift resolut – in Gedanken bei den restlichen Bewohnern, die noch zu versorgen sind – die Bettdecke und will sie wegziehen. Da beginnt der Bewohner mit den Armen um sich zu schlagen und mit den Füßen zu treten. Ein Fußtritt trifft die Pflegerin frontal in der Bauchgegend. „Lassen Sie mich in Ruhe, Sie blöde Gans!" schreit er. Schmerzgekrümmt reagiert die Pflegekraft und verpasst ihm eine schallende Ohrfeige. In diesem Augenblick betritt die Wohnbereichsleiterin das Zimmer, registriert die Situation und meint knapp: „Schwester, kommen Sie bitte sofort zu mir ins Stationszimmer!" Bestürzt hält die Altenpflegerin inne, verlässt das Zimmer und geht voller Selbstvorwürfe zur Wohnbereichsleitung.

Eine alltägliche Situation? Leider ja! Wie konnte sich die Lage so zuspitzen?

Es lohnt ein genauerer Blick:

Beispiel:
Dieser Bewohner, der als desorientiert gilt, ist die ganze Nacht auf der Station herumgelaufen. Mehrmals musste ihn die Nachtschwester wieder in sein Zimmer und sein Bett bringen. Erst in den Morgenstunden ist er nach Verabreichung eines Schlafmittels eingeschlafen. Durch das unsanfte Wecken fühlt er sich in seinem Bedürfnis nach Schlaf gestört, hat Orientierungsstörungen und empfindet die Verhaltensweisen der Pflegerin als Bedrohung, gegen die er sich wehrt.

Die Altenpflegerin hat bei Dienstantritt zwar die Information erhalten, dass der Bewohner nachts unruhig war, aber auch die Anweisung, acht Pflegebedürftige bis zum Frühstück „fertig zu machen", da die Station wieder einmal unterbesetzt ist. Angespannt und verkrampft betritt sie also das Zimmer. Unter dem Druck, den Bewohner möglichst schnell aus dem Bett zu bekommen, handelt sie energisch und bestimmt. Seine Reaktion empfindet sie als gewalttätigen Angriff auf ihre Person und wehrt sich ihrerseits.

Nehmen wir weiter an, beide – Bewohner und Schwester – werden für ihr Verhalten getadelt bzw. bestraft. Wie werden die beiden in Zukunft miteinander umgehen? Misstrauisch und ängstlich – die „besten" Voraussetzungen für weitere Aggressionen!

Die bessere Lösung wäre es gewesen, bei der Übergabe näher auf die Schlafstörungen des Bewohners einzugehen und diese bei der Pflege zu berücksichtigen, ihn z.B. zunächst einmal schlafen zu lassen und ihn später sanft wecken. Des Weiteren könnte man verschiedene Tagesaktivitäten für ihn planen, um so nachts für besseren Schlaf zu sorgen.

2 Darstellung von Aggressionstheorien/ Erklärungsversuche

In der Psychologie wird seit langem versucht, das Thema *Aggression* und deren *Ursachen* zu erklären. Im Folgenden soll ein kurzer Überblick über die Aggressionstheorien gegeben werden, die für die Klärung dieser Problematik dienlich erscheinen und sich dem Beziehungsgeflecht zwischen Betreuer und Betreuten am deutlichsten nähern.

2.1 Triebtheorie nach Freud

Freud nimmt einen sogenannten Aggressionstrieb an, der im Bereich des Unbewussten, des „Es", existiert, aber in der inneren Instanz des „Über-Ichs" (Gewissen, Charakter) und durch äußere Institutionen (Normen, Spielregeln) gebunden und damit entschärft, kontrolliert und gelenkt wird. Als Bedingungen, die den Ausbruch offener Aggression veranlassen oder zumindest erleichtern, werden Schmerz, Angst und die Wirkung von Alkohol genannt.

2.2 Die Frustrations-Aggressions-Hypothese

Die Frustrations-Aggressions-Hypothese von Dollard und Miller besagt in ihrer ursprünglichen Form Folgendes:

- Aggression ist immer die Folge einer Frustration.
- Frustration führt immer zu irgendeiner Form von Aggression.

Wie andere Gefühle entsteht auch die Aggression aus einem nicht befriedigten Bedürfnis heraus bzw. tritt auf, wenn ein Mensch daran gehindert wird, dieses Bedürfnis zu befriedigen.

📖 Definition

Frustration bezeichnet die Enttäuschung, die entsteht, wenn die Befriedigung eines Bedürfnisses verhindert wird.

> Beispiel:
> Beim morgendlichen Wecken äußert ein Heimbewohner den Wunsch, liegen zu bleiben. Die Pflegekraft besteht darauf, dass er aufsteht und löst somit bei ihm Frustration aus, da sein Bedürfnis nach Schlaf missachtet wird.

📖 Definition

Als *Aggression* bezeichnet man nun die Handlung, die darauf folgt. Sie kann vom Durchsetzen wollen der Bedürfnisbefriedigung bis hin zur Verletzung oder Vernichtung von Sachen oder Personen führen.

> Beispiel:
> Als Reaktion auf die oben dargestellte Frustration spuckt der Bewohner die Pflegekraft an.

Dollard und Miller erweiterten ihre Hypothese später folgendermaßen:
Durch Frustrationen werden verschiedene Arten von Reaktionen verursacht; z.B. kann Frustration auch zu einem *Rückzugsverhalten* führen.

> Beispiel:
> Eine mögliche Reaktion könnte auch sein, dass der betroffene Heimbewohner sich schweigend in eine Zimmerecke zurückzieht.

Hinweis

Demnach ist die Aggression eine mögliche Form der Reaktion auf Frustration. Ist der die Frustration auslösende Faktor bzw. Mensch nicht direkt erreichbar, wird die Aggression umgeleitet.

Beispiele:
1) Ein Patient ist verärgert, da sein Angehöriger nicht zum vereinbarten Zeitpunkt erschienen ist und lässt nun seinen Ärger am Pflegepersonal aus, indem er beim abendlichen Fiebermessen ruft: „Raus hier!"
2) Ein Betroffener hat Angst vor dem barschen Ton einer Pflegekraft. Da er sich aber von ihr abhängig fühlt, verwahrt er sich nicht gegen diese Bevormundung und leitet die Aggression auf die schwächere Auszubildende um.

2.3 Lerntheoretische Erklärungsmodelle: Theorien des sozialen Lernens

2.3.1 Modelllernen: Lernen durch Beobachtung

Das Lernen durch Beobachtung wird auch *Nachahmungslernen* oder *soziales Lernen* genannt, da im Erwerb sozialer Verhaltensweisen offensichtlich das Vorbild anderer Personen eine wesentliche Rolle spielt.

Schon bei der Entwicklung im Kindesalter kann man beobachten, dass einzelne Verhaltensweisen nicht einfach isoliert auftauchen und sich durch Belohnung verfestigen. Vielmehr wird das spontane Auftreten sehr komplexer Verhaltensmuster beobachtet, die nicht selten denen der Eltern ähneln (vgl. Breakwell 1998).

Beispiel:
Eine noch selbstständige Pflegeheimbewohnerin beobachtet, wie sich das Pflegepersonal intensiv um eine bettlägerige Mitbewohnerin kümmert. Um ihr Bedürfnis nach Zuwendung zu befriedigen, wird auch sie um Hilfe bitten (erlernte Hilflosigkeit).

Bandura, Ross und Ross (1963) konnten in Experimenten mit Kindern nachweisen, dass aggressives Verhalten in der realen Beobachtung oder aggressives Verhalten im Film von den Augenzeugen bzw. Rezipienten nachgeahmt werden. Bereits die Wahrnehmung von aggressivem Modellverhalten führt zu aggressiven Verhaltensweisen.

Beispiel:
Eine Pflegekraft beobachtet, wie eine Kollegin eine zu betreuende Person anschreit und jene nun ihr störendes Verhalten unterlässt. Erstere Pflegekraft wird nun in Zukunft ebenfalls versuchen, durch Schreien das Verhalten von dieser Person zu beeinflussen.

Die Übernahme des beobachteten Verhaltens ist abhängig von verschiedenen Merkmalen des Modells. So werden besonders solche Personen imitiert,

- die einen höheren sozialen Status haben,
- die Erfolg haben,
- die man als sich selbst ähnlich empfindet oder
- die man liebt.

Diese Gesichtspunkte erscheinen im Hinblick auf die Pflege besonders wichtig, denn sie verdeutlichen, dass Pflegepersonen als Vorbild dienen und somit durchaus aggressives Verhalten hervorrufen können.

Beispiel:
Aufgrund des höheren Status des Pflegepersonals gegenüber Heimbewohnern bzw. Patienten wird der rüde Umgangston der Pflegenden teilweise von deren Schutzbefohlenen übernommen – vor allem dann, wenn das imitierte Verhalten zum Erfolg führt, beispielsweise der so angegangene Heimbewohner daraufhin im Sinne des Pflegepersonals reagiert, also „kuscht".

Ebenso werden das Verhalten und der Umgangston der Pflegekräfte untereinander von den Betreuten beobachtet und somit gelernt: In einer Einrichtung, in der ein rüder Umgangston unter Kollegen an der Tagesordnung ist, wird dieser so auch von den Bewohnern oder Patienten übernommen werden.

2.3.2 Verstärkungslernen: Instrumentelles Lernen

Definition

Verstärkungslernen findet statt, wenn ein bestimmtes Verhalten durch Belohnung verstärkt und damit in Zukunft wieder auftreten wird. Dieses gilt auch für negatives Verhalten (siehe unten). Solche Belohnungen können materieller (z.B. finanzieller), sozialer (z.B. Statusgewinn) oder psychologischer (z.B. emotionale Befriedigung) Art sein (vgl. Breakwell 1998).

> Beispiel:
> Eine Patientin schlägt eine Pflegeperson, die ihr eine Injektion verabreichen will, da sie durch elterliches Lob für gewalttätiges Verhalten – sich nämlich gegen Pöbeleien von Klassenkameraden auf diese Art zu wehren – gelernt hat, dass Gewalt eine passende Reaktion ist. Und zwar auf jede Art von Schaden, der ihr zugefügt wird.

Auch Verhaltensweisen, die dazu führen, dass eine unangenehme Situation beendet wird, werden ebenfalls verstärkt.

> Beispiel:
> Ein Altenheimbewohner, der einem ständig um Hilfe rufenden, anderen Bewohner eine Ohrfeige gibt und ihn damit zum Schweigen bringt, wird dieses gewalttätige Verhalten bei Bedarf wiederholen.

In verschiedenen Studien, die von Tausch und Tausch (1979) zitiert werden, wird die Bedeutung der Verstärkung beim Modelllernen nachgewiesen:

- Es zeigt sich das wichtige Ergebnis, dass ein Gewähren lassen von aggressivem Verhalten verstärkend wirken kann.

- Bei einer direkten Verstärkung des aggressiven Verhaltens (z.B. durch Lob) zeigt sich daraufhin eine Steigerung des aggressiven Verhaltens.

2.4 Motivationstheorie

In seiner Motivationstheorie versuchte Kornadt (1981) die unterschiedlichen Theorieansätze zu integrieren. Eine genaue Darstellung und Erörterung dieser Theorie würde in diesem Rahmen zu weit führen.

Der zentrale Punkt in diesem Modell ist die Annahme eines *eigenständigen, überdauernden Aggressionsmotivs*, dessen situative Verwirklichung durch Frustration, angeborene oder erlernte Verhaltensweisen, Abwägung von Erfolgsaussichten und anderes mehr begünstigt werden kann. Demgegenüber steht ein überdauerndes Motiv, Aggression zu vermeiden (Aggressionshemmung), verbunden mit negativen Erwartungen und Einstellungen bzgl. der Ausübung von Aggression (Definition von Heinrich 1992). Nach der Theorie von Kornadt ist die Entstehung bzw. Vermeidung aggressiven Verhaltens im Konfliktfeld zwischen diesen beiden gegensätzlichen Motiven zu suchen.

Für das Verständnis von Aggressionen bei Betreuten ist die Annahme des Motivs der Aggressionshemmung wertvoll, da dies bei psychischer Krankheit, physischer Krankheit oder geistiger Behinderung vermindert werden oder entfallen kann.

Beispiel:
Ein gesunder Mensch hat gelernt, seine Wut zu beherrschen oder umzuleiten (z.B. durch Sport), einem kranken Menschen steht diese Alternative aber nicht mehr zur Verfügung.

In psychischer Hinsicht ist der Erwerb von Kontrolle über aggressive Impulse (Aufbau von Aggressionshemmung) also ein wesentliches Merkmal der Ich-Reifung in der Persönlichkeitsentwicklung. Diese Kontrolle kann jedoch vielen Störfaktoren unterliegen: psychische und physische Extrembelastungen, aber auch körperliche und psychische Krankheiten können zu einem Rückschritt der Persönlichkeit im Sinne von Kontrollverlust führen (vgl. Kornadt 1981).

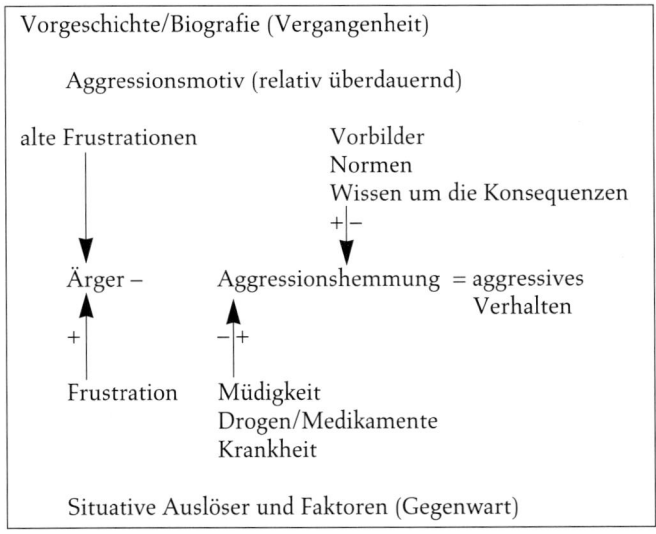

Abb. 1: Aggressionsmodell nach Kornadt (1981; vgl. Hirsch 1995, S. 16)

2.5 Motiv der Angst

Um aggressives Verhalten zu erklären, bietet sich *Angst* als Aggressionsmotiv an. Es handelt sich hierbei weder um eine selbstständige Theorie, noch kann man dieses Motiv vollständig mit den dargestellten Theorien erklären. Für die pflegerische Praxis stellt es jedoch eine bedeutsame mögliche Sichtweise dar.

Die aus Angst erwachsene *defensive* Aggression ist stets ein ausschließlich *reaktives* Verhalten. Sie stellt offenbar einen biologisch verankerten Schutzmechanismus dar und ist aus Sicht der Verhaltensbiologie eine Grundform aggressiven Verhaltens (siehe

Glossar: „Instinkttheorie"). Aus psychologischer Sicht könnte man anmerken, dass aus einer extrem angstbesetzten Situation eine Bewusstseins-Einengung resultiert, die den Zugriff auf reifere Verhaltensweisen als elementare Aggression verhindern kann. Kommt es im Erleben des Individuums zu überwältigender, unkontrollierbarer Angst, liegt die Reaktion einer unkontrollierten, überschießenden Aggression nahe.

Beispiel:
Ein Patient, der unter der wahnhaften Bedrohung leidet, vergiftet zu werden, wird in seiner Angst, die er als lebensbedrohlich empfindet, jedwede Nahrung verweigern, eventuell sogar durch das Zimmer werfen.

Unterbleibt hingegen diese Aggression trotz großer Angst völlig, kann es zu einem *stuporösen* Zustand („gelähmt vor Angst") kommen.

Die Ängste der zu Betreuenden sind unterschiedlich, typisch sind

- psychotische Ängste: halluzinatorische Ängste, wahnhafte Bedrohung, Auflösung der Ich-Grenzen und der Stabilität des Selbst- und Weltbildes;
- vorwiegend neurotische Ängste: Angst vor Zurückweisung, Angst vorm Verlassen werden oder Angst vor zu viel Nähe;
- Ängste bei Verwirrtheit und Desorientiertheit: Wo bin ich hier? Warum bin ich hier? Was ist überhaupt los mit mir? (vgl. Steinert 1995)

Beispiel:
Ein Patient hat vor der für den nächsten Morgen angesetzten Untersuchung große Angst. Er liegt deshalb völlig verkrampft und starr vor Angst im Bett.

2.6 Weitere Erklärungsmodelle

2.6.1 Aggression als Form der Kontaktaufnahme

Obwohl dies auf den ersten Blick unverständlich erscheint, ist davon auszugehen, dass Streitigkeiten bzw. Aggressionen *intensive Beziehungserlebnisse* schaffen. Dies bedeutet, dass das Bedürfnis nach Zuwendung und Kontakt so stark sein kann, dass man durch störendes bzw. gewalttätiges Verhalten auf sich aufmerksam machen und dadurch in Beziehung zum anderen Menschen treten will.

> Beispiel:
> Eine Bewohnerin sitzt im Tagesraum. Das Pflegepersonal ist damit beschäftigt, die anfallenden pflegerischen Tätigkeiten durchzuführen. Es fehlt ihnen die Zeit, sich mit den Bewohnern zu beschäftigen. Die Bewohnerin beginnt deshalb mit einer neben ihr sitzenden Frau Streit und schlägt diese. Deshalb wendet sich eine der Altenpflegerinnen ihr zu und spricht mit ihr. Sie erhält jetzt die gewünschte Aufmerksamkeit.

 Merke
Die Beschäftigung mit seiner Person erlebt der Aggressor vielleicht als Zuwendung oder Zuwendungsgewinn und damit als Verstärkung seines aggressiven Verhaltens.

2.6.2 Aggression als Exploration

Des Weiteren ist davon auszugehen, dass aggressives Verhalten oft auch *explorativen Charakter* hat. Dies sagt aus, dass Bewohner bzw. Patienten, die in hohem Maße vom Pflegepersonal abhängig sind, durch aggressives Verhalten ihren Verhaltensspielraum abklären und Grenzen austesten wollen.

> Beispiele:
> 1) Wenige Tage nach dem Einzug ins Pflegeheim klingelt eine Bewohnerin ständig wegen Kleinigkeiten nach der Altenpflegekraft.
> 2) Auf der psychiatrischen Station verhält sich ein Patient gegenüber neuen Pflegekräften bzw. Schwesternschülerinnen provozierend, bis er in seine Schranken gewiesen wird.

2.7 Körperliche Faktoren

 Hinweis

Neben den oben beschriebenen Theorien und Erklärungsversuchen zu Aggression und aggressivem Verhalten ist es von Bedeutung, ob es bestimmte *körperliche* Faktoren oder Bedingungen gibt, die aggressives Verhalten provozieren (vgl. Grond 1997).

2.7.1 Neurohormonale Faktoren

Grond (1997) nennt die Bedeutung von Testosteron und Serotonin als mögliche auslösende Faktoren. Da die Wirkung des männlichen Sexualhormons Testosteron in Bezug auf Aggressionssteigerung umstritten ist, wird dieser Aspekt im weiteren Verlauf ausgeklammert.

Ein Mangel an Serotonin dagegen (ein Botenstoff, der sich u.a. in Nahrungsmitteln wie Milch, Bananen oder Geflügel findet), führt nachweislich zu erhöhter Aggressionsbereitschaft. Allerdings ist ein Erfolg des Umkehrschlusses, durch eine Spezialdiät den Serotoninspiegel zu erhöhen und aggressive Handlungen somit zu verhindern, noch nicht erwiesen. Serotoninmangel erhöht nicht nur die Aggressionsneigung, sondern bewirkt andere Beschwerden wie Schlafstörungen, Depression (Autoaggression), Angst, Zwänge und psychosomatische Störungen, die als Auslöser für aggressives Verhalten gelten können.

2.7.2 Hirnschädigungen als auslösende Faktoren

 Merke

Bei bestimmten Erkrankungen wie der Alzheimer- oder Multi-Infarkt-Demenz, bei Morbus Parkinson, Morbus Pick, Chorea Huntington oder Epilepsie, nach Schlaganfällen oder Hirnverletzungen, aber auch im Alkoholrausch bzw. Alkoholdelir kann das Stirnhirn seine Funktion als Kontrollinstanz verlieren und damit die Aggressionsbereitschaft erhöhen. Hier treten aggressive Handlungen plötzlich, ungerichtet und unberechenbar auf. Dies bedeutet jedoch *nicht*, dass Menschen mit Hirnschädigungen aggressiver seien als andere Menschen, sondern die Kontrollfunktion (Steuerfunktion) des im Freudschen Sinne „Über-Ichs" fehlt. Die Einsicht, dass aggressives Verhalten schädigend und deshalb sozial unerwünscht ist, ist nicht vorhanden.

> Beispiel:
> In „blinder Wut" schlägt ein Bewohner alles kurz und klein.

Ebenso können psychiatrische Erkrankungen wie Manie oder Verfolgungswahn in Folge andauernder Erregung zu Aggression und Gewalt führen. An dieser Stelle sei auf die Studie von Böker und Häfner (1973) hingewiesen:
„Demnach kommen Gewalttaten Geistesgestörter nicht häufiger vor, als es der Verteilung der psychisch Kranken in der Gesamtbevölkerung entspricht. Die verallgemeinernde Aussage psychisch Kranke seien besonders gefährlich, ist deshalb nicht haltbar." Ebenso ist das Vorurteil, diese Kranken seien unbeeinflussbar und könnten nur medizinisch ruhig gestellt werden, falsch.

2.7.3 Medikamente als Aggressionsförderer

Folgende Wirkstoffe bzw. Medikamente können die Aggressivität steigern (vgl. Grond 1997):

- *Piracetam* wie Avigilen, Cerebroforte, Cerepar, Cuxabrain, Durapitrop, Encetrop, Memo-Puren, Nootrop, Normabrain, Novocetam, Piracebral, Piracetrop, Sinapsan.

- *Aktivierende Antidepressiva* wie Clomipramin, Anafranil, Hydiphen, Gamonil, Nortrilen, Pertofran, Petylyl, Imipramin wie Pryleugan und Trofranil, Noveril und Vivalan.
- *Testosteron* (männliches Sexualhormon) wie Andriol und Testoviron
- *Schilddrüsenhormone* wie Levothyroxin in Berlthyrox, Eferox, Euthyrox, L-Thyroxin und Thevier.
- *Antiepileptika*: Barbiturate wie Luminal oder Promidone wie Liskantin und Mylepsinum können paradoxe, d.h. aggressionssteigernde und verwirrende Wirkung entfalten. Phenytoine wie Epanutin, Phenhydan und Zentropil können zu erhöhter Erregbarkeit führen.
- *Parkinsonmittel* wie Levodopa, Dopaflex und Cromocriptin wie Kirim oder Pravidel können die Aggression steigern.
- *Theophyllin* wie Aerobin, Afonilum, Afpred forte, Aminophyllin, Bronchoparat, Contiphyllin, Cronasma, Duraphyllin, Etheophyl, Euhphyllin, Euphylong, Flui-theophylin, Perasthman, Phyllotemp, Pulmo-Timelets, Solosin, Theophyllard, Unilair, Uniphillin.
- *Coffein* wie Percoffedrinol und coffeinhaltige Schmerzmittel können die Aggressivität erhöhen wie Alacetan, Azur, CC forte, Chephapyrin, Coffalon, Coffetylin, Coffeemed, Copyrkal, Ditonal, Doppel-Spalt, Dorocoff-ASS, Eudorin, Föhnetten, Gewodin, HA-Tabl., Hermes-Hass, Migränin, Neopyrin forte, Neuralgin, Neuramag, Neuranidal, Novo Petrin, Octadon, Optalidon N, Paracetamol plus, Prontopyrin Quadronal, Ring-N, Rio-Josipyrin, Saridon neu, Titralgan, Togal und Toximer.
- *Weckamine* wie AN1, Captagon, Risaturan, Ritalin und Tradon steigern die Aggressivität.
- *Appetitzügler* wie Antiadipositum X 112-S, Eventin, Exponcit, Fasupond, Fenproporex, Isomeride, Mirapront, Regenon, Rondimen, Tenuate und Vita-Schlanktropfen wirken wie Weckamine.
- *Metoclopramid* wie Cerucal, DuraMCP, Gastronerton, Gastrosil, Gastrotranquil, MCP, Paspertin können über Angst und Unruhe die Aggressivität erhöhen.
- *Benzodiazepin-Tranquilizer* z.B. Adumbran, Diazepam, Praxiten und Benzodiazepin-Schlafmittel wie Rohypnol, Mogadan oder Remastan können als paradoxe Wirkung Aggressionen auslösen und bei plötzlichem Absetzen überschießende aggressive Reaktionen hervorrufen.

2.8 Spezielle Aggressionsformen

2.8.1 Sexuelle Belästigung

Definition

Vorab ist die Frage zu klären, was genau unter sexueller Belästigung zu verstehen ist. Die Verfasser definieren diese als jede Verhaltensweise, gleichgültig, ob verbal oder als konkrete Handlung, welche die *Würde der Pflegekraft*, gleichgültig, ob Mann oder Frau, beeinträchtigt. Die Würde ist dann beeinträchtigt, wenn der oder die Betreffende zum (sexuellen) Objekt herabgewürdigt wird (vgl. auch BVerfG in NJW 1979, S. 1040).

Die Reaktion auf eine sexuelle Belästigung durch den Heimbewohner bzw. Patienten muss klar und eindeutig sein. Deshalb sind Reaktionen wie „Ach, lassen Sie das!", „Sie Casanova!" oder „Sie sind aber eine ganz Schlimme!" eher dazu geeignet, das Verhalten zu verharmlosen, was wiederum als Aufforderung zu weiterer Belästigung verstanden werden kann.

> Beispiel:
> Ein Patient gibt einer Krankenschwester bei der Pflegehandlung einen leichten Klaps auf das Gesäß. Sie antwortet: „Ach, lassen Sie das doch!" Der Patient versteht das als Aufforderung und kneift sie in das Gesäß.

 Hinweis

Unterlässt der Bewohner bzw. Patient das sexuell belästigende Verhalten nicht, ist es notwendig, die Pflegehandlung zu unterbrechen. In manchen Fällen ist es erforderlich, die Pflege grundsätzlich zu zweit – zum Schutz der eigenen Person – oder durch eine gleichgeschlechtliche Pflegekraft durchzuführen bzw. durchführen zu lassen.

> Beispiel:
> Am nächsten Tag, als sich die Krankenschwester bei der Grundpflege über ihn beugt, greift ihr der Patient an die Brust. Dieses Mal reagiert die Schwester deutlich, indem sie das Zimmer

verlässt und mit einer Kollegin wiederkommt, um die Grund-
pflege zu beenden.

Ein möglicher Schutz gegen sexuelle Belästigung besteht für die
Pflegekraft, wenn sie weder durch Worte und Gesten, noch durch
entsprechend aufreizende Kleidung den Patienten bzw. Bewohner
„ermutigt". Es ist zu bedenken, dass der Patient bzw. Bewohner
oft keine andere Möglichkeit hat, seine Sexualität auszuleben.
Zur rechtlichen Bewertung von sexuellen Belästigungen bzw. zu
(rechtlichen) Möglichkeiten, sich dagegen zur Wehr zu setzten,
wird auf Kapitel II.2 verwiesen.

2.8.2 Migrationshintergrund als möglicher Aggressionsauslöser

Zunehmend werden in den nächsten Jahren Menschen mit Migrationshintergrund in allen Einrichtungen der Pflege und Betreuung aufgenommen werden. Dies bedeutet, dass wir es in der
Pflege und Betreuung mit uns zum Teil unbekannten Normen
und Ritualen zu tun bekommen. Wird in der Ausbildung bzw.
Fortbildung der Pflegekräfte dieses Thema nicht berücksichtigt,
kann es bei Normverletzungen einer anderen Kultur ebenfalls zu
Aggressionshandlungen als Teil der Abwehr kommen.

Beispiel:
Eine türkische Altenheimbewohnerin, die bereits mehrfach
darauf hingewiesen hat, dass sie aus religiösen Gründen kein
Schweinefleisch essen darf, wirft einen Teller mit Schweine-
braten nach der Pflegekraft.

Andererseits können Mitarbeiter mit Migrationshintergrund
durch ihr fremdländisches Aussehen oder mangelnde Sprach-
kenntnisse zu aggressiven Reaktionen bei den Betreuten führen.
Hier gilt es, den Kollegen bzw. die Kollegin zu schützen.

> Beispiel:
> Eine polnische Pflegekraft wird von einer Bewohnerin, die nach
> dem 2. Weltkrieg aus Oberschlesien flüchten musste, mit den
> Worten: „Was will die denn hier" abgelehnt.

Hier können Kenntnisse der historischen Biografie den Konflikt
entschärfen.

2.8.3 Aggression als Folge überlasteter Angehöriger

Der Teufelskreis der Gewalt gegenüber pflegebedürftigen Menschen sowie den Pflegenden findet sich ebenfalls im häuslichen
Umfeld. Angaben über häusliche Gewalt gibt es in Deutschland
außer Einzelfallschilderungen kaum.

> Beispiel:
> Durch ein Versehen gelangte ein Videoband an die Öffentlich-
> keit, das zeigte, wie die Schwiegertochter den pflegebedürftigen
> Vater schlug und anschrie.

Da eine ausführliche Auseinandersetzung mit diesem Thema den
Rahmen des Buches sprengen würde, möchten wir nur ein paar
Hinweise für Pflegekräfte geben[1]:
„Achten Sie bei Ihrem Besuch nicht nur auf die physische und
psychische Befindlichkeit des Pflegebedürftigen, sondern nehmen
Sie auch den Angehörigen wahr und achten Sie auf folgende
Warnzeichen:

- Äußerungen/Beschwerden über beliebige Themen (z.B. Ge-
  sundheitswesen o. ä.) sind oft Anzeichen für Unzufriedenheit
  über andere Dinge, die nicht ausgesprochen werden,
- Anzeichen von Verschmutzung in der Wohnung/Verwahrlo-
  sung des pflegenden Angehörigen,

---

1 Halici, Bergemann, Jung, Koßmehl-Wodny, Günther aus dem APf-Kurs 07/
08 der Altenpflegeschule Ludwigshafen, unveröffentlicht

- Persönlichkeitsveränderung des Pflegenden (z.B. von freundlich zu gereizt,...),
- Häufige Infektanfälligkeit,
- emotionale Härte, verbale und nonverbale Aggression,
- Appetitlosigkeit/Frustessen → Sichtbarer Gewichtsverlust/Gewichtszunahme,
- Schlaflosigkeit, chronische Müdigkeit, dunkle Ringe unter den Augen,
- Nervosität, Gereiztheit, Fahrigkeit, geistige Abwesenheit, Unkonzentriertheit,
- Isolation, Vernachlässigung vom Freundeskreis,
- offen ausgetragene Familienkonflikte oder „Gewitterstimmung" erspüren,
- Schuldgefühle (verbal geäußerte oder nonverbal mitgeteilte),
- Angst zu versagen, bzw. den Anforderungen nicht gerecht zu werden,
- Depressionen, grundlose Traurigkeit,
- Pessimismus,
- Helfersyndrom (z.B. alles selbst machen wollen, Hilfe ablehnen, sich für alles verantwortlich fühlen, sich unabkömmlich fühlen, ...),
- Border-Line-Syndrom (Selbstverletzungen)."

> Beispiel:
> Frau Schmitt, Ehefrau des Patienten, schimpft bei Ihren Besuchen als Mitarbeiterin eines ambulanten Dienstes ständig über die negativen Auswirkungen der Gesundheitsreform. Beim Waschen des Patienten entdecken Sie blaue Flecken.

„Und was können Sie tun?

- Beobachtung direkt bei dem pflegenden Angehörigen ansprechen z.B. „Mir ist aufgefallen, dass ...", aktiv zuhören, nachfragen.
- Kleine Bemerkungen am Rande wie: „Meinen Sie nicht, dass Ihnen ein Friseurtermin gut täte?"
- Direkte Hilfe anbieten, z.B. „Würde es Ihnen helfen, wenn ich den Hauswirtschaftsdienst von unserer Station benachrichtige, damit eine Grundreinigung Ihrer Wohnung durchgeführt wird?"

- Einen Info-Zettel hinterlassen mit Anschriften, Ansprechpartnern und Telefonnummern von hilfebietenden Einrichtungen in der Nähe (Essen auf Rädern, Nachbarschaftshilfe, Angehörigengruppen, Beko-Stelle etc.) einschließlich einer kurzen Information, was diese Stellen konkret anbieten.
- Angehörige darauf hinweisen und praktische Hilfestellung geben, auch auf sich selbst zu achten, z.B. ,,Nutzen Sie doch die Zeit zu einem kurzen Spaziergang an der frischen Luft, solange ich Ihren Vater wasche.''
- Angehörige in die Pflege und die Pflegeplanung mit einbeziehen, damit die Akzeptanz der Krankheit des Angehörigen erhöht wird.
- Bei Zeitmangel zumindest Übergabe der Beobachtungen an die PDL und Kollegen, regelmäßig nachfragen, ob schon etwas unternommen wurde.

Und auf jeden Fall:
Sich zur Gewohnheit machen, Angehörige schon gleich beim Ankommen nach ihrem eigenen Befinden zu fragen, auch wirklich an der Antwort interessiert sein und Rückmeldungen geben''[2]

2.9   Aggressionsformen

In der Literatur werden folgende Aggressionsarten unterschieden: *Direkt* und *indirekt*, *verbal* und *physisch*, *aktiv* und *passiv*, *feindselig* und *instrumentell* (vgl. Schmerl 1980, S. 11, in Knobling 1985):

> Letztere Unterscheidung trägt dem Umstand Rechnung, dass aggressive Handlungen nicht nur durch Wut, Ärger oder einen anderen, stark negativen Affekt (Gefühl) gekennzeichnet sein müssen (feindselig), sondern dass sie auch völlig affektlos zur Beseitigung eines Hindernisses oder zur Erlangung eines Vorteils eingesetzt werden können (= instrumentell).

---

2 Halici, Bergemann, Jung, Koßmehl-Wodny, Günther aus dem APf-Kurs 07/ 08 der Altenpflegeschule Ludwigshafen, unveröffentlicht

Im Allgemeinen erlebt man in der Praxis folgende *Verhaltensweisen*:

Trotz, Wutanfälle, Schimpfen, Beleidigen, Um-sich-schlagen, Angriffe auf andere, Erpressung, Zerstörung von Gegenständen (z.B. Mobiliar), Kratzen, Beißen, Schreien, Kneifen, Um-sich-werfen von Gegenständen, Verweigerung von Pflegemaßnahmen, Ausspielen des Pflegepersonals gegeneinander etc.

Eine besondere Form der Gewalt ist die sexuelle Gewalt, besonders Mitarbeiter*innen* werden durch Worte, Gesten und körperliche Berührung sexuell belästigt:

Beispiel:
Bei der Grundpflege greift ein Bewohner einer Mitarbeiterin plötzlich an die Brust.

3 Reaktion auf aggressives Verhalten

Wenn die Pflegeperson in der Lage ist, aggressives Verhalten von ihr Anvertrauten differenziert einzuschätzen, kann sie auch differenziert und problembezogen antworten bzw. reagieren (s. Checkliste zur Erklärung S. 40).

⚡ **Warnung**
Keinesfalls sollte die Pflegeperson der Tendenz erliegen, Aggressionen als auch tatsächlich gegen die eigene Person gerichtete Kränkung aufzufassen und mit Gegenaggressionen zu reagieren. Neben dieser allgemeinen Forderung scheint es nötig, sich dem „Umgang mit Aggressionen" auf vier unterschiedlichen Ebenen zu nähern:

1. mögliche Reaktionsweisen in der akuten Situation,
2. Erklärungsversuche des Verhaltens durch Reflexion der Situation,
3. institutionelle Bedingungen,
4. Persönlichkeit der Pflegekraft.

3.1 Reaktionsmöglichkeiten in der akuten Situation

Situationen, in denen sich ein Bewohner oder Patient aggressiv verhält, sind oft für die Pflegeperson nicht vorhersehbar. Deshalb sollte man sich bewusst darüber sein, dass solche Aggressionen jederzeit vorkommen können. Es ist häufig der Fall, dass auf ein korrektes Verhalten des Pflegepersonals eine nicht angemessene aggressive Reaktion erfolgt, die in keinem Zusammenhang mit dem Verhalten der Pflegeperson steht. Es gilt dann, die angemessene innere Einstellung hierzu zu finden. Aggressives Verhalten ist eine (wenn auch in der Regel unangemessene) Ausdrucksform menschlichen Verhaltens.

> Beispiel:
> Als eine Altenpflegerin einem Bewohner das Essen reichen will, schlägt er ihr den Löffel aus der Hand. Die Pflegekraft verlässt daraufhin das Zimmer. Als sie nach wenigen Minuten wiederkommt, entschuldigt sich der Bewohner. Sie unterlag einer *Blitzableiterfunktion*: Die Altenpflegerin hatte die Wut auf seine Situation, auf seine Hilflosigkeit, abbekommen.

 Hinweis

Ebenso erscheint es ratsam, eine Einschätzung möglicher Aggressionen in Form einer Gefährlichkeitscheckliste vorzunehmen, um sich auf aggressives Verhalten einstellen zu können.

Die Gefährlichkeitscheckliste (gekürzt) (nach Breakwell 1998)

	ja	nein
Ist die Person, mit der ich es zu tun habe, großer Belastung ausgesetzt?	☐	☐
Konsumiert sie möglicherweise Alkohol und/oder Drogen?	☐	☐
Hat sie in der Vergangenheit Gewalt angewandt?	☐	☐
Wurde sie früher wegen einer psychischen Krankheit behandelt?	☐	☐
Weist sie ein Leiden auf, das zum Verlust der Selbstkontrolle führen könnte?	☐	☐
Hat sie mich in der Vergangenheit beschimpft?	☐	☐
Hat sie mir Gewalt angedroht?	☐	☐
Hat sie mich schon einmal angegriffen?	☐	☐
Betrachtet sie mich als Bedrohung für ihre Freiheit?	☐	☐

Hat sie unrealistische Erwartungen darüber, was ich für sie tun kann?	☐ ja	☐ nein
Betrachtet sie mich als absichtlich wenig hilfsbereit?	☐ ja	☐ nein
Hatte ich bisher in Anwesenheit dieser Person Angst um meine Sicherheit?	☐ ja	☐ nein

Je öfter Sie oben mit „Ja" geantwortet haben, desto größer ist Ihre persönliche Gefährdung

Weist die Person Zeichen ungewöhnlicher Aufregung (oder umgekehrt Passivität) auf?	☐ ja	☐ nein
Weist die Person Anzeichen ungewöhnlich hoher Erregung auf?	☐ ja	☐ nein
Weist die Person Anzeichen starker Stimmungsschwankungen auf?	☐ ja	☐ nein
Reagiert sie übersensibel auf Vorschläge oder Kritik?	☐ ja	☐ nein

In der *direkten* Konfrontation sollten insbesondere diese Anzeichen untersucht werden. Auch hier gilt: Je öfter Sie mit „Ja" geantwortet haben, desto größer ist Ihre persönliche Gefährdung.

3.1.1 Handlungsablauf unterbrechen

Dem Betroffenen mit fester, ruhiger Stimme, unterlegt durch Mimik und Gestik, signalisieren, dass sein Verhalten unangemessen ist.

Beispiel:
Bei einem drohenden Angriff hält die Krankenschwester dem sich nähernden Patienten beispielsweise ein „Hören Sie auf!" oder „Stop!" entgegen. Worte, Mimik, Gestik und veränderte Stimmlage irritieren den Patienten, und er wird dadurch vielleicht innehalten.

3.1.2 Gründe für das Verhalten in der Situation klären

> Beispiel:
> Ein Patient ruft einem Krankenpfleger laut zu: „Kommen Sie jetzt endlich her!" Die richtige Reaktion des Pflegers wäre in dieser Situation, dass er zum Patienten geht und fragt: „Warum schreien Sie mich so an?"

Hierbei ist es wichtig, dem Gegenüber deutlich zu machen, dass man *nicht ihn*, sondern, das *aktuelle Verhalten* ablehnt. Distanz schaffen heißt nicht, den anderen abzuwerten.

⚡ Warnung

Die stets verständnisvolle Pflegekraft läuft Gefahr, das aggressive Verhalten zu verstärken, denn der Betreute erlebt diese Handlungsweise als Zuwendung (Kap. 2.3.2).

3.1.3 Beruhigen

Dem Bewohner bzw. Patient verdeutlichen, dass die Pflegehandlung notwendig, wohlmeinend und nicht verletzend gemeint war, um ihn dadurch zu beruhigen.

> Beispiel:
> Einem blinden Bewohner die Zeit geben, die Pflegeperson durch Hören (z.B. Anklopfen und Sprechen) oder durch Berühren (z.B. die Hände reichen und befühlen lassen) wahrzunehmen.

3.1.4 „Aus dem Weg gehen"

Manchmal wird es notwendig sein, die negativ aufgeladene Interaktion zu unterbrechen und sich aus dem Fokus der Wut des Betreuten zu entfernen.

> Beispiel:
> Wenn ein Bewohner oder Patient in seiner Erregung so gefangen ist, dass der Pflegende ihn nicht erreicht, ist es sinnvoll, das Zimmer zu verlassen.

3.1.5 Hilfe holen

Ist für den Betreuer die Bedrohung (psychisch oder physisch) durch den Bewohner bzw. Patienten zu groß und/oder ist Gefahr im Verzug (z.B. durch gefährliche Gegenstände), ist es angemessen, *Hilfe bei Kollegen* zu holen.

> Beispiel:
> Als eine Heilerziehungspflegerin von einem Heimbewohner mit dem Küchenmesser bedroht wird, verlässt sie sofort die Wohngruppe, um Hilfe von der Nachbargruppe zu holen.

Ebenso kann möglicherweise einer Eskalation des Geschehens entgegengewirkt werden, indem eine andere Pflegekraft die Pflegehandlung fortsetzt.

> Beispiel:
> Wenn sich das aggressive Verhalten direkt gegen eine bestimmte Person richtet („Sie sind ein Spion!"), ist es sinnvoll, dass eine Kollegin oder ein Kollege die Pflegetätigkeit im weiteren Verlauf verrichtet.

3.1.6 Ablenken

Eine aggressive Handlungskette kann von der Pflegeperson unterbrochen werden, indem sie den Bewohner bzw. Patienten *abzulenken* versucht bzw. seine aggressive Energie in Bewegung oder andere Handlungen umzuleiten versucht.

Beispiele:
1) Eine Bewohnerin verweigert das Mittagessen. Ein Altenpfleger, der ihr das Essen reichen soll, fragt die Bewohnerin: „Haben Sie früher gerne gekocht?" Daraufhin erzählt
sie ihm ausführlich über ihre Familie und deren Essge-
wohnheiten, während der Altenpfleger ihr das Essen
reicht.
2) Bei autoaggressivem Verhalten (z.B. Kopf gegen die Wand
schlagen) kann ein Heilerziehungspfleger einen Bewohner
an die Hand nehmen und mit ihm umhergehen.
3) Bei ständigem Schreien von Bewohnern kann ein Heilerziehungspfleger durch gemeinsames Schreien eine Ventil-
funktion schaffen.

Warnung
Die Gefahr beim Ablenken besteht darin, dass gerade das Ablenken zu einer Verstärkung des negativen Verhaltens führen kann,
da es als Zuwendungsgewinn erlebt wird.

3.1.7 Ignorieren des aggressiven Verhaltens

So zu tun, als ob nichts gewesen wäre und die Pflegehandlung
dementsprechend fortzusetzen, kann zur *Verstärkung* des aggressiven Verhaltens führen. Dem Bewohner bzw. Patienten wird auf
diese Weise nicht bewusst gemacht, dass sein Verhalten nicht in
Ordnung ist. Schweigen heißt einerseits Akzeptanz des Verhaltens, andererseits signalisiert es ein Nicht-Ernst-Nehmen des Betroffenen und kann zu einer Steigerung des aggressiven Verhaltens führen.

Beispiel:
Ein Bewohner greift nach der Hand einer Pflegekraft und reißt
daran. Falsch wäre es, wortlos mit der Grundpflege fortzufah-
ren. Korrekt wäre, den Bewohner stattdessen auf sein negatives
Verhalten „aufmerksam" zu machen.

3.1.8 Verharmlosen und/oder Verniedlichen

Verharmlosen und/oder Verniedlichen kann ebenfalls zu einer Aggressionssteigerung führen. Der Patient bzw. Bewohner fühlt sich nicht ernstgenommen oder sieht sein Verhalten als angemessen an und beginnt, die Situation als „Spielchen" aufzufassen: eine perfekte Gelegenheit, Zuwendung vom Pflegenden zu erhalten.

Beispiele:
1) Ein Heilerziehungspfleger sagt zu einem Bewohner: „Jetzt nimm doch endlich Deine Medizin, Du bist doch mein Liebling!" Der Bewohner lässt den Heilerziehungspfleger daraufhin einige Minuten zappeln.
2) Eine Heimbewohnerin weigert sich, morgens aufzustehen, weil sie starke Kopfschmerzen hat. Eine Altenpflegerin reagiert darauf mit den Worten: „Stellen Sie sich doch nicht so an!" und wundert sich, dass sie eine Ohrfeige bekommt.

3.1.9 Drohen und Bestrafen

Dieses Verhalten kann zu einer kurzfristigen Änderung bzw. zur Unterlassen des aggressiven Verhaltens führen – aber es erzeugt auch Angst. Diese Angst wiederum kann erneut aggressives Verhalten als Abwehrreaktion auslösen (S. 27).

Beispiel:
Ein Patient will nicht essen. Pflegekraft: „Wenn Sie nicht essen, dürfen Sie auch nicht aufstehen!" Als Reaktion kotet der Patient ein.

Hinweis

An dieser Stelle sei darauf hingewiesen, dass der Einsatz von Medikamenten und freiheitsentziehenden Maßnahmen nur in sogenannten Notfallsituationen angemessen und vertretbar ist (II. Rechtlicher Teil).

3.2   Reflexion aggressiven Verhaltens

3.2.1 Allgemeines

Wird man in der Pflege mit aggressiven Verhaltensweisen von Bewohnern bzw. Patienten konfrontiert, ist der Betroffene zunächst erschrocken, erstaunt, vielleicht auch verletzt. Nachdem die Situation nun gemeistert bzw. darauf reagiert wurde, ist es wichtig, genauer hinzusehen, was der oder die Auslöser für das Verhalten gewesen sein könnten. Wenn die Pflegekraft eine mögliche *Erklärung* für das Verhalten findet, kann sie demnächst eine erneute Aggression bereits im Vorfeld vermeiden oder im Nachhinein das Verhalten des Bewohners oder Patienten nachvollziehen und wieder unvoreingenommen auf die betreffende Person zugehen. Es soll hierbei nicht um Schuldzuweisungen oder Rechtfertigungen gehen, sondern um das *Verstehen von Verhaltensweisen*, um *Klärung der Situation* auf der Basis gegenseitigen Versöhnens.

3.2.2 Mögliche Erklärungen für das Verhalten des Patienten oder Bewohners allgemein

1. Hatte er Schmerzen?
2. Hatte er ein Schlafdefizit?
3. Hatte er Hunger oder Durst?
4. Gab es ein besonderes Ereignis oder eine Kränkung kurz zuvor?
5. Fühlte er sich einsam?
6. Fühlte er sich überfordert bzw. unterfordert?
7. Hatte er Angst vor einem bestimmten Ereignis?
8. Hatte er Angst vor Sterben und Tod?
9. Hatte er Angst vor Kontrollverlust?
10. Gibt es eine Krise, die er noch bearbeiten muss?
11. Hatte er Schwierigkeiten mit meiner Person?
12. Gibt oder gab es Konflikte mit anderen Pflegepersonen?
13. Bekam er Medikamente, die selbst oder in Wechselwirkung aggressionsfördernd wirken?
14. Lag ein Alkoholmissbrauch vor?

15. Besteht eine krankhafte Veränderung im Gehirn, die Aggressionen auslösen kann?

3.2.3 Mögliche Erklärungen – ausgelöst durch die Pflegeperson

1. Habe ich ihn erschreckt?
2. Habe ich ihm Schmerzen zugefügt?
3. War ich ungeduldig oder hektisch?
4. Habe ich seine Intimsphäre verletzt?
5. Welche Botschaft habe ich nicht verstanden?
6. War ich zu bestimmend?
7. Löste der Patient bzw. Bewohner negative Gefühle in mir aus?
8. Habe ich eine Vereinbarung nicht eingehalten?
9. Fühle ich mich ausgebrannt oder erschöpft?
10. Habe ich Schmerzen oder fühle mich krank?
11. Ist die Arbeitssituation unbefriedigend?
12. Stehe ich unter Druck durch meine Vorgesetzten?
13. Habe ich persönliche Probleme mit den Kollegen?
14. Habe ich Probleme im Sinne der „Übertragung" mit dem Betroffenen?
15. Habe ich private Probleme bzw. Belastungen?

3.3 Institutionell bedingtes aggressives Verhalten

 Merke

Neben der Interaktion zwischen Pflegeperson und Patient bzw. Bewohner spielen die strukturellen Bedingungen, die innerhalb der Pflegeeinrichtung vorliegen, eine nicht zu unterschätzende Rolle beim Entstehen von aggressiven Verhaltensweisen. Es erscheint wichtig, diesen Punkt aus der Sicht des Pflegepersonals und aus der Sicht des Patienten bzw. Bewohners zu beleuchten.

3.3.1 Personalsituation

Es ist offensichtlich, dass die Personaldecke in den Pflegeeinrichtungen sehr dünn ist. Oft wird nicht einmal der vom Gesetz geforderte Rahmen eingehalten bzw. ist dieser so bemessen, dass er nur dann ausreichte, würden *alle* Mitarbeiter auch eingesetzt. Meist fehlen jedoch Mitarbeiter aus Krankheitsgründen oder befinden sich im Urlaub. In der Praxis führt dies dazu, dass das vorhandene Personal häufig *Mehrarbeit* bzw. *Überstunden* leisten muss. Ebenso steht das Pflegepersonal in seiner täglichen Arbeit unter *ständigem Zeitdruck*. Nervosität und Anspannung sind die Folge, das „Burnout" ist vorprogrammiert.

Beispiele:
1) Eine Altenpflegeschülerin war nach fünf durchgearbeiteten Wochenenden so ausgelaugt, dass sie Schlafstörungen bekam.
2) Ein Krankenpfleger ist so angespannt, dass er anfängt zu zittern, wenn er eine Injektion aufziehen bzw. verabreichen muss.

Langfristig wird ständiger Zeitdruck als Widerspruch zur eigenen Berufsauffassung erlebt, *die Motivation sinkt,* und das Ausscheiden aus dem Beruf kann die Folge sein (nach einer Studie des Bundesinstitutes für Berufsbildung in der Altenpflege geben bspw. bereits nach dem ersten Berufsjahr 25 % der Altenpflegerinnen ihren Beruf wieder auf).
Für den Patienten bzw. Bewohner bedeutet dies, dass zu *wenig Zeit* für seine *individuellen Bedürfnisse* bleibt. Das auf Pflegehandlungen ausgerichtete Verhalten des Personals „übersieht" häufig die seelischen Signale des Betroffenen.

Beispiele:
1) Ein geistig behinderter Bewohner wird aus Zeitgründen parallel mit anderen „auf den Topf" gesetzt. Für ihn eine entwürdigende Situation und eine massive Verletzung seines Schamgefühls.

> 2) Eine Bewohnerin wirkt traurig und weint, als der Alten-
> pfleger ins Zimmer kommt. Außer einem kurzen Zu-
> spruch: „Na, na, das wird schon wieder" ist keine Zeit
> für Trost und Zuwendung.

 Hinweis

Die Patienten bzw. Bewohner spüren die angespannte Personalsituation und reagieren mit Rückzug bzw. aggressiven Verhaltensweisen.

Die Personalsituation führt für die Patienten bzw. Bewohner und
die Pflegekräfte zu einem unbefriedigenden Zustand, weil der
Aufbau einer vertrauensvollen Beziehung nicht möglich ist.

> Beispiele:
> 1) Eine frisch operierte Patientin hat keinen Einfluss darauf,
> welche Pflegekraft die Intimpflege durchführt, sondern
> muss ertragen, dass dies ein ihr völlig fremder Pfleger macht
> und dadurch ihr Schamgefühl erheblich verletzt wird.
> 2) Eine Heilerziehungspflegerin wird seit Wochen auf ver-
> schiedenen Wohngruppen eingesetzt. Ständig muss sie
> sich auf unterschiedliche Bewohner einstellen und erlebt
> so ihre Arbeit als unbefriedigend.

3.3.2 Räumliche Ausstattung

Jedes Individuum ist abhängig von der Umgebung, in der es lebt
und/oder arbeitet. Ungünstige Rahmenbedingungen (wie lange,
dunkle Flure, zu enge Türen, fehlende Aufzüge etc.) stellen einen
Belastungsfaktor für die Mitarbeiter dar. Richtet man sein Augen-
merk auf die vorhandenen Hilfsmittel, zeigt sich in der Praxis auch
hier häufig ein *Mangel*. Geräte bzw. Hilfsmittel sind nicht oder nur
eingeschränkt funktionsfähig bzw. überhaupt nicht vorhanden.

> Beispiele:
> 1) In einer Alteneinrichtung funktioniert keines der vier
> Blutdruckmessgeräte.

> 2) Die Treppen bzw. das Treppenhaus eines Pflegeheimes sind derart schmal gebaut, dass ein verstorbener Bewohner nicht wie üblich mit dem Sarg abtransportiert werden kann, sondern in einem Leichensack zum Fahrzeug des Beerdigungsunternehmens gebracht werden muss.

Merke

Für viele zu Pflegende stellt der Aufenthalt in einer stationären Einrichtung einen massiven Verlust an Lebensqualität dar. Ein Rückzug in die Privatsphäre ist oftmals nicht möglich.

> Beispiele:
> 1) Ein Bewohner muss in einer Einrichtung meist mit nicht-selbstausgewählten, also fremden Menschen zusammenleben.
> 2) Ein Rollstuhlfahrer gelangt zwar in die Nasszelle, kann sich aber nicht selbst duschen, da er nicht weiter unter die Dusche fahren kann.

Grelles Licht, Lärm, eine für die Wahrnehmung reizarme Umgebung (z.B. kahle und weiße Wände) oder ein monotoner Tagesablauf gelten ebenfalls als *Stressfaktoren*, sowohl für Patienten bzw. Bewohner als auch für das Personal.

3.3.3 Führungsstil der Institutionen

Warnung

Ein autoritärer Führungsstil, der durch starre Hierarchien gekennzeichnet ist, löst bei den Mitarbeitern Spannung, bei den Patienten bzw. Bewohnern einer Einrichtung Angst aus.

> Beispiele:
> 1) Eine Stationshilfe hat zu tun, was ihr die examinierte Pflegekraft sagt.
> 2) Ein Patient hat Angst, bei nicht „pflegeleichtem" Verhalten bestraft zu werden.

Teamarbeit wird nicht möglich, da die Entscheidungskompetenzen der Teammitglieder sehr gering sind oder ganz fehlen. Statt einem Miteinander entsteht ein Gegeneinander, in dessen Spannungsgefüge die Bewohner bzw. Patienten mit eingeschlossen sind.

3.3.4 Berufliches Ansehen und Prestige

Die Pflege hat einen schlechten Ruf: Patienten liegen unversorgt auf Krankenhausfluren, Behinderte vegetieren in Einrichtungen dahin, alte Menschen werden misshandelt und psychisch Kranke mit Medikamenten ruhiggestellt. Dieses Schreckensszenario wird der breiten Öffentlichkeit vermittelt. Als Angehöriger dieser Berufsgruppe verfügt man also über wenig Ansehen, es findet eine Abwertung gegenüber anderen Berufen statt. Übernimmt ein Mitarbeiter eines Heims oder Krankenhauses dieses negative Fremdbild, so läuft er Gefahr, seine *Person insgesamt* abzuwerten. Folge: Seine Unzufriedenheit führt zu *Demotivation* und kann sich schließlich in *Gewalt* äußern.

Beispiele:
1) Was mache ich denn schon Großartiges oder Sinnvolles? Mich mit „Bekloppten" abgeben!
2) Alten Leuten den Hintern abputzen kann doch jeder!

Für den Patienten bzw. Bewohner kann dies eine Ausgrenzung bedeuten. Diese Ausgrenzung kann eine Belastung für die Person selbst, aber auch für die Angehörigen darstellen.

Beispiel:
Wenn es einem Angehörigen schwer fällt, offen zuzugeben, ein Familienmitglied in einem Heim oder in einer Klinik zu haben, wird er auch die Häufigkeit der Kontakte mit dieser Institution einschränken und den Patienten bzw. Bewohner mehr oder weniger alleine lassen. Die daraus resultierende Einsamkeit wird zur psychischen Belastung für den Betroffenen.

3.4 Die Persönlichkeit der Pflegekraft

Kretschmer und Würkert (2000) konnten in einer zwölfjährigen Langzeitstudie bei Körper- bzw. Mehrfachbehinderten mit dauerhaften und schwerwiegenden Aggressionsproblemen zwei auch für diesen Kontext wichtige Sachverhalte aufzeigen:

- 63 % der Untersuchten zeigten sog. *expressive Aggressionen*, die z.B. durch starke Angst, Scham oder Trauer induziert sind.
- gut 10 % aller Aggressionsprobleme beinhalten sog. *Achtungskonflikte*; d.h. es stellt sich die Frage: Werde ich in meiner Person geachtet bzw. anerkannt?

Zwei Drittel aller gravierenden Aggressionen sind bei dieser Klientel Ausdruck von zunächst nicht erkannter seelischer Not. Die Ergebnisse dieser Untersuchung sind zwar nicht ohne weiteres auch auf psychisch Kranke übertragbar, stützen aber die Annahme, dass Gewalt bzw. Aggression immer ein Interaktionsgeschehen ist.

Im Folgenden wird daher nun das Gegenüber des Patienten, die Persönlichkeit der Pflegekraft und deren mögliche Beteiligung an der Entstehung von Gewalt und Aggression näher betrachtet.

Jede Pflegekraft ist als Individuum mit unterschiedlichen Persönlichkeitsmerkmalen zu sehen.

Da die Reaktion auf aggressives Verhalten natürlich mit der Person, welche die Aggression erfährt, zusammenhängt, möchten wir auf einige Punkte hinweisen, die möglicherweise hiermit zusammenhängen.

3.4.1 Motiv des Helfens

Jedem sozialen Beruf liegt das *Motiv des Helfens* für die Berufsentscheidung und die Berufsausübung zugrunde (generell anderen, aber auch kranken, schwächeren, hilfsbedürftigen Menschen zu helfen). Besteht nun die Befriedigung dieses Motivs in der ständigen Erwartung von *Dankbarkeit* und liebevoller *Anerkennung* (Helfersyndrom, siehe Glossar), um die Bedeutung der eigenen Person bzw. das eigene Selbstbewusstsein zu stärken, dann wird jede ablehnende Reaktion des Bewohners bzw. Patienten als Angriff auf die eigene Person empfunden. Als Reaktion wird die Kränkung bzw. die Verletzung abgewehrt – gegebenenfalls mit Gegenaggression.

> Beispiel:
> Eine Altenpflegerin verabreicht mehreren Bewohnern eine Überdosis Insulin, woraufhin diese versterben. Bei den nachfolgenden strafrechtlichen Ermittlungen erklärt sie, sie wollte die „armen alten Menschen" erlösen. Eine Kollegin gibt zu Protokoll, dass die Pflegerin sich oftmals über die Undankbarkeit der später von ihr getöteten Bewohner beklagt hatte.

3.4.2 Machtmotiv

Da der Patient bzw. Bewohner durch seine Beeinträchtigungen oder Erkrankungen bei den täglichen Verrichtungen auf das Personal angewiesen ist, hat die Pflegekraft Macht über den Patient bzw. Bewohner. In jeder Interaktion, in der Abhängigkeiten bestehen, kann es auch zu *Machtmissbrauch* kommen. Besonders Pflegekräfte, die ein hohes „Helferideal" haben, sind hierbei gefährdet – besonders wenn gewisse Machtstrukturen durch einen autoritären Führungsstil vorgegeben sind.

> Beispiel:
> Statt Dankbarkeit für die wohlmeinende Hilfe beim Ankleiden zu erhalten, jammert ein Patient ständig über seine missliche Situation. Die Krankenschwester droht: „Wenn Sie nicht mithelfen, müssen Sie im Bett liegen bleiben!"

3.4.3 Biografische Faktoren

In der Arbeit als Pflegeperson spielt die eigene Biografie auch im Umgang mit Konfliktsituationen eine wichtige Rolle: Wie hat man gelernt, mit Konflikten umzugehen bzw. Konflikte zu lösen? Welche Konfliktlösungsstrategien (*Coping*) stehen zur Verfügung?

> Beispiele:
> 1) Wenn man im Laufe seiner Entwicklung gelernt hat, Konflikten und unangenehmen Situation aus dem Wege zu gehen, wird man durch aggressives Verhalten des zu Pflegenden überfordert – man fühlt sich hilflos und wird sich gegebenenfalls aggressiv wehren.
> 2) Wenn man in der Familie oder dem weiteren sozialen Umfeld gelernt hat, dass es durchaus legitim ist, seine Konflikte mit Aggression und Gewalt (verbal/physisch) zu lösen, besteht die Gefahr, Konflikte mit den Patienten bzw. Bewohnern ebenfalls auf diese Weise zu lösen (Kap. 2.3.2).

3.4.4 Kommunikationsfähigkeit

Von besonderer Bedeutung für den Umgang mit Aggressionen ist die *Kommunikationsfähigkeit* bzw. die *Kommunikationsbereitschaft*, verbunden mit der Fähigkeit, den anderen in seiner ganzen Person wahrzunehmen. Den Gefühlen des anderen nachzuspüren und sich in ihn hineinzuversetzen (*Empathie*, siehe Glossar) ist ein wesentlicher Bestandteil der Pflegearbeit. Fehlt diese Fähigkeit jedoch, kann es zu Missverständnissen und Fehlreaktionen kommen.

Defizite seitens des Gesprächspartners (beispielsweise Hörschädigung, geistige oder seelische Behinderung) müssen ebenfalls wahrgenommen und berücksichtigt werden. Dies bedeutet in der Praxis, dass auch Phänomene wie Dialekte, undeutliche Aussprache etc. zu Kommunikationsstörungen und damit zu aggressivem Verhalten führen können. Aber auch das andere Extrem, d.h. das betont laute Sprechen mit Bewohnern, deren Gehör eigentlich einwandfrei ist, kann für das Gegenüber einen Angriff darstellen.

> Beispiele:
> 1) Eine junge Altenpflegeschülerin betritt kaugummikauend das Zimmer eines Bewohners und fragt ihn mit undeutlicher Stimme, wie er sich fühlt. Der Bewohner reagiert darauf nicht, stattdessen meckert er: „Können Sie nicht wenigstens ‚Guten Morgen' sagen?"

2) Im Tagesraum sitzen mehrere Bewohner. Einer der Altenpfleger fragt einen Bewohner mit lauter Stimme, ob er
   etwas zu trinken wolle. Dieser zuckt zusammen und schreit
   seinerseits: „Müssen Sie mich so anschreien, ich höre gut!"

3.4.5 Fähigkeit zum Umgang mit Leid

Andere Menschen zu betreuen und zu pflegen heißt täglich mit
Gebrechen, Krankheit und Leid konfrontiert zu sein. Damit geht
einher, dass eine Gesundung oder auch nur eine Verbesserung des
Zustandes oft nicht möglich ist. Verfügt die Pflegeperson nicht
über angemessene *Strategien*, sich selbst einen *Ausgleich* zu
schaffen, wird sie dauerhaft angespannt und sehr bald erschöpft
sein (Burnout-Syndrom, siehe Glossar). Um die Pflege trotzdem
einigermaßen zu gewährleisten, wird sich die Pflegeperson emo-
tional zurückziehen respektive abstumpfen und damit nicht mehr
auf den zu Betreuenden, seine Bedürfnisse und Gefühle eingehen
können.

Beispiel:
Eine Schwesternschülerin, die auf einer Krebsstation eingesetzt
ist, leidet stets mit, wenn ein Patient verstirbt. Sie wundert
sich, warum die erfahrenen Schwestern, die bereits mehrere
Jahre auf dieser Station arbeiten, völlig gleichgültig bleiben.

 Merke
Die Konfrontation mit dem Leid der Patienten bzw. Bewohner
kann auch *starke Ängste* in Bezug auf die eigene Person auslösen.
Die Abwehr und Bewältigung dieser Ängste kann zu aggressivem
Verhalten führen.

Beispiel:
Eine Altenpflegeschülerin sagt in der Frühstückspause zu ihrer
Kollegin: „Wenn man sieht, wie sich so manche verwirrte Frau
beim Essen verhält, nämlich das Gebiss ständig anderen Be-
wohnern auf den Teller legt, kann man richtig Angst vor dem
Alter bekommen."

4 Prävention von Gewalt und Aggression

Wenn wir aggressives Verhalten als *reaktives* Verhalten und nicht als aus sich selbst entstehendes Verhalten verstehen, dann können wir durch die Identifikation von Auslösern und deren Vermeidung aggressives Verhalten eindämmen.

> Beispiel:
> Eine geistig behinderte Frau schlägt immer um sich, wenn sich ein Mitarbeiter nähert. Falsch: „Die ist halt so!" Richtig: „Was löst mein Verhalten in ihr aus?" – Antwort: „Angst vor Berührung."

In Kapitel 3.2 wurden mögliche Ursachen für aggressives Verhalten aufgezeigt und gleichzeitig die individuelle Persönlichkeit der Betroffenen, d.h. Bewohner bzw. Patient auf der einen, die Pflegekraft auf der anderen Seite, berücksichtigt. Andererseits ist auch die Erkenntnis der eigenen Hilflosigkeit, die Möglichkeit des Scheiterns aller Erklärungsversuche und der daraus entwickelten Verhaltensweise manchmal notwendig und zu akzeptieren. *Aggressives Verhalten ist menschliches Verhalten* und wird uns nicht nur in der Pflege, sondern immer wieder in allen Facetten des sozialen Kontextes begegnen.

So stellt sich die Frage, wie man besser mit Aggressionen umgehen kann.

 Hinweis

Aggressives Verhalten der Bewohner ist keine Niederlage oder Bankrotterklärung der eigenen Pflegekompetenz, sondern eine mögliche Spielart menschlichen Verhaltens. Eine Verhaltensänderung beim Patienten bzw. Bewohner kann nie bedeuten, dass dieser sich so verändert, wie man es sich wünscht, ohne dass sich auch das eigene Verhalten ändert.

> Beispiel:
> Wenn man mit einem cholerischen Vorgesetzten konfrontiert
> ist, kann man sich zwar gegen sein Anbrüllen verwahren, aber
> nicht erwarten, dass er ab diesem Zeitpunkt lammfromm sein
> wird. Die bessere Strategie ist, das *eigene* Verhalten zu verän-
> dern, d.h. wie man persönlich mit ihm umgeht, ohne sich
> verletzt zu fühlen.

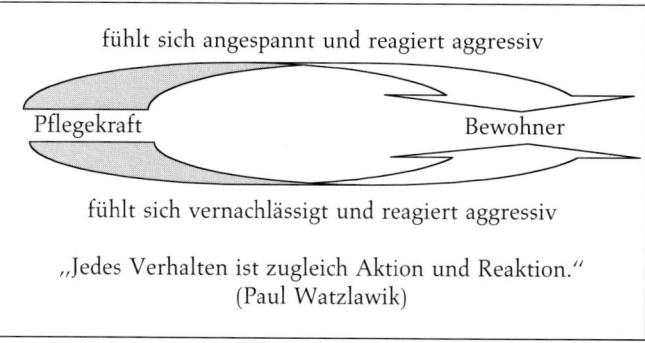

fühlt sich angespannt und reagiert aggressiv

Pflegekraft   Bewohner

fühlt sich vernachlässigt und reagiert aggressiv

„Jedes Verhalten ist zugleich Aktion und Reaktion."
(Paul Watzlawik)

Abb. 2: Schema zur Aggressionsgenese: Teufelskreis
der Aggression

Verhaltensänderungen können nur erreicht werden, wenn der Kreis
durchbrochen wird. Betrachtet man die unterschiedlichen Erwartungen auf beiden Seiten, so ergibt sich folgendes Bild (Tab. 2):

Tab. 2: Erwartungen der Pflegekraft

an sich selbst	an Bewohner/Patient
→ Zeit für Betreuung	→ Dankbarkeit
→ gute Pflege/Betreuung	→ Respekt (Wertschätzung)
→ emotional stabil	→ Zufriedenheit
→ Fachkompetenz	→ Distanz
→ „immer gut"	

an Einrichtung
→ angemessene Bezahlung
→ ausreichende Arbeits- und Pflegemittel
→ genügend Personal
→ geregelte Arbeitszeit

Erwartungen der Patienten bzw. Bewohner:

an sich selbst	an Pflegekraft
→ Wohlfühlen (Zufriedenheit)	→ Fachkompetenz
→ Geborgenheit	→ soziale Kompetenz (Zeit)
	→ Nähe

an Einrichtung
→ individuelle Versorgung
→ Selbständigkeit
→ sicheres Umfeld
→ Gestaltungsmöglichkeiten

4.1 Professionelle Pflege

Professionelle Pflege, d.h. *hohe Pflegequalität,* ist die beste Prävention gegen Gewalt und Aggression. Ein respektvoller und liebevoller Umgang macht den Gepflegten weniger Angst, fügt ihm weniger Schmerz (inneren und äußeren) zu und gibt Mitarbeitern wie zu Pflegenden Sicherheit. Der Gepflegte fühlt sich mit seinen Bedürfnissen und Gefühlen ernst genommen.

Beispiel:
Für ein fünfjähriges Kind, das wegen einer Meningitis im Krankenhaus liegt, ist es beruhigend, abends wie zu Hause eine Gute-Nacht-Geschichte zu hören.

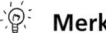 **Merke**

Mehrere Faktoren sind notwendig, um die Qualität in der Pflege zu sichern. Entgegen der öffentlichen Meinung, die gerne in den Medien zitiert wird, kann *nicht* jeder pflegen.

Professionelle Pflege orientiert sich an Schlüsselqualifikationen oder Pflegekompetenzen.

4.1.1 Fachkompetenz

Zur Kompetenz der Mitarbeiter gehört an erster Stelle *fachliches* Wissen, das in der Regel durch eine entsprechende Ausbildung erworben wird. Fachkompetenz bezieht sich indes nicht nur auf Körperpflege (medizinisch-somatisch), sondern schließt durchaus das Wissen um *soziale Zusammenhänge* und *psychologische Hintergründe* wie Motivation und Entwicklung mit ein. Hinzu kommen regelmäßige Fort- und Weiterbildungen sowie generelles Interesse, z.B. an Fachliteratur, um auf dem aktuellen Wissensstand zu bleiben.

4.1.2 Soziale Kompetenz

Unter diesem Begriff werden die Möglichkeiten, sowohl eigene Grenzen zu erkennen, als auch die Fähigkeit, mit anderen Menschen umgehen zu können, zusammengefasst. Beim Thema „Selbstpflege" (Kap. 4.2) wird näher auf die eigene Person eingegangen werden. Die hier angesprochene *Kommunikationsfähigkeit* umfasst die Fähigkeit, die deutsche Sprache in Wort und Schrift zu beherrschen, die Fähigkeit einer angemessenen Gesprächsführung, Teamfähigkeit, Konfliktfähigkeit und Einfühlungsvermögen.

Definition

Soziale Kompetenz bedeutet, sich in der Interaktion mit anderen angemessen zu verhalten.

Pflege verlangt die Fähigkeit zum Verstehen des Patienten bzw. Bewohners, aber auch anderer Beteiligter wie Kollegen, Angehörige etc. Manchmal ist auch Durchsetzungsvermögen gefragt, sei es als „Anwalt" des Patienten bzw. Bewohners, sei es, um sich selber auch abzugrenzen von eben deren Ansprüchen (aber auch von denen der Mitarbeiter oder Angehörigen). Beides verlangt Selbstbewusstsein, denn nur wer sich selbst und seine Bedürfnisse ernst nimmt, kann sich auch durchsetzen.

 Hinweis

Wenn der gepflegte Patient bzw. Bewohner das Vertrauen haben kann, dass ihm z.B. keine Information vorenthalten wird, wird er kein Misstrauen und keine Angst entwickeln, die sich in aggressivem Verhalten entladen könnte.

> Beispiel:
> Eine Altenheimbewohnerin wird zwar informiert, dass sie zur Darmspiegelung muss, aber ihr wird nicht erklärt, was dort und warum dies geschieht. Sie verweigert deshalb die Einnahme des Kontrastmittels.

4.1.3 Methodenkompetenz (Arbeitsorganisation)

Professionelle Pflege entlastet auch die Mitarbeiter selbst: durch klare Arbeitsorganisation, also durchdachtes und geplantes Handeln.

 Definition

Methodenkompetenz bedeutet *Absprache und Pflegeplanung sowie eine ordnungsgemäße Dokumentation (siehe unten)*. Organisation bedeutet gezielte Zuordnung von Sachmitteln und Arbeitsabläufen. Komplexe Aufgaben werden aufgeteilt und untergliedert. Alle in der Pflege (bzw. einer Organisation) Arbeitenden haben ein gemeinsames Ziel: das Wohl des Patienten bzw. Bewohners.

> Beispiel:
> Ein Krankenpfleger, der sich anhand einer Checkliste die zur Grundpflege benötigten Utensilien zurecht legt, kann bei der eigentlichen Pflegetätigkeit fachlich und sozial kompetent arbeiten.

Die Planung, d.h. die systematische Gestaltung des Pflegeprozesses orientiert sich an *fachlichen Kriterien* und *individuellen Bedürfnissen* des Pflegebedürftigen.

 Merke

Durch die Dokumentation findet eine umfassende (lückenlose) und übersichtliche Information aller Mitarbeiter statt, wobei jeder einzelne für die Information seiner Kollegen verantwortlich ist. Die Fülle von Daten, Verordnungen, Pflegetätigkeiten und Beobachtungen machen eine lückenlose Dokumentation unerlässlich (vgl. Kämmer 1996) für

- die rechtliche Absicherung des Pflegepersonals (Kienzle 1999),
- die Erklärung von Verhaltensweisen,
- das Erkennen von Veränderungen,
- das Zurechtfinden für Kollegen (z.B. für die Spätschicht oder Nachtwache),
- die Vereinfachung der Zusammenarbeit mit Angehörigen,
- die Einheitlichkeit der Pflege,
- die Erhöhung der Verbindlichkeit von Absprachen und Anordnungen,
- als Grundlage für Handlungsnachweise gegenüber Vorgesetzten, Ärzten, Angehörigen etc.

> Beispiel:
> Aus der Dokumentation kann eine Krankenschwester in der Psychiatrie alle Verhaltensauffälligkeiten eines Patienten erfahren und ihr Verhalten darauf einstellen.

4.1.4 Selbstkompetenz

Selbst- oder Personalkompetenz beinhaltet neben einem positiven Selbstbild (siehe unten), die im Umgang mit Menschen wichtige Kompetenz der Empathie d.h. anderen gut zuhören zu können, Respekt vor der Person des Anderen, seinen Einstellungen und Bedürfnissen zu haben. Taktgefühl dient als Indikator für professionelle intra- und interkulturelle Pflege.

4.1.5 Teamgespräche

Neben dem notwendigen Informationsaustausch, der meist in Form der sogenannten Übergabe stattfindet, ist es für eine gute Zusammenarbeit im Team unbedingt erforderlich, Zeit für die Besprechung anstehender Probleme und Konflikte zur Verfügung zu stellen. Diese Teamgespräche sollen die *Zusammenarbeit* auf der Station erleichtern und zwischenmenschliche Probleme unter den Mitarbeitern beheben helfen. Ebenso können sie dazu beitragen, Frustrationen beim einzelnen Mitarbeiter abzubauen, wenn er offen über eigene Gefühle wie Hilflosigkeit, Ekel, Wut oder Angst sprechen kann.

> Beispiel:
> Die Begegnung mit einem Patienten hat eine Altenpflegeschülerin völlig irritiert, als er sie aufforderte, ihn im Intimbereich besonders ausgiebig zu waschen. Im Teamgespräch kann sie nun ihre Gefühle einbringen und Anregungen zum weiteren Umgang mit diesem Patienten erhalten.

4.1.6 Supervision

Die gerade in der Pflege existenten, belastenden Arbeitssituationen erfordern *regelmäßige Supervision* der Mitarbeiter. Mit Hilfe verschiedener Kommunikationstechniken und einem neutralen Supervisor werden individuelle gruppen- und organisationsspezifische Konflikte bearbeitet. Allerdings wird eine Supervision nur dann der Entlastung der Mitarbeiter dienen, wenn die Mitarbeiter *offen* und *vertrauensvoll* miteinander umgehen können.

> Beispiel:
> Im Team einer Stationsleiterin haben sich zwei Gruppen gebildet, die gegeneinander arbeiten. Trotz mehrerer Teamgespräche war keine Konfliktlösung zu erzielen. Die Stationsleitung beauftragt nun einen externen Supervisor als neutralen Moderator, um die Zusammenarbeit zu verbessern.

4.1.7 Fort- und Weiterbildung

Hinweis

In jedem beruflichen Arbeitsfeld verändert sich im Laufe der Jahre das Wissen durch neue Erkenntnisse. Auch zur professionellen Pflege gehört, wie bereits oben erwähnt, der *Wille zur Fort- und Weiterbildung.*

Manchmal kann man auch „altes Wissen" wieder auffrischen, um durch neue Impulse aus der eingefahrenen Routine herausfinden. Die Pflegekraft lernt, über den eigenen Tellerrand hinauszublicken, durch Gespräche mit Kollegen Unterstützung zu finden oder die Bestätigung, auf dem richtigen Weg zu sein.

> Beispiel:
> In einer Fortbildung zum Thema „Basale Stimulation" erfährt eine Heilerziehungspflegerin, dass diffuse Empfindungen auf der Haut, die nicht genau identifiziert werden können, Vorsicht und taktile Abwehr (Aggression) auslösen können. Ebenso erhält sie einige hilfreiche Anregungen: Blickkontakt und ruhige Stimmlage, eine Initialberührung wählen, mit der man den Bewohner grundsätzlich zuerst berührt, dann punktuelle oder oberflächlich streifende Berührungen vermeiden, sondern vielmehr deutlichen Kontakt mit der ganzen Hand herstellen.

4.2 Selbstpflege

Die Anforderungen an die fachlichen und sozialen Kompetenzen der Mitarbeiter sind im Pflegeberuf *sehr hoch.* Hinzu kommen die eigenen Erwartungen und Ansprüche. So steht die Pflegekraft im ständigen Dilemma, trotz Personal- und Zeitmangels *gut* zu arbeiten. Dies setzt eine hohe *Konfliktbereitschaft* und auch *Selbstsicherheit* voraus. Durch bewusste *Selbstpflege* (Psychohygiene) soll ein Gleichgewicht wieder hergestellt werden. Gelingt dies nicht, ist das „Burnout" vorprogrammiert.

Im Folgenden sollen daher einige Anregungen gegeben werden, um die eigene Balance zu festigen oder wieder zu gewinnen.

4.2.1 Positives Selbstbild

Nur wenn man ein *positives Bild* von sich selbst hat, sich also akzeptiert, wird man sich auch um sich selbst sorgen und bemühen. Gerade für soziale Berufe, in denen die tägliche Arbeit dem Wohle anderer dient, ist es eine Voraussetzung, mit sich selbst respektvoll und liebevoll umzugehen.

> Beispiele:
> Eine Krankenschwester geht regelmäßig zur Kosmetikerin, um sich etwas Gutes zu tun.

„Um respektvoll mit sich umzugehen, nehmen Sie auch Ihre Bedürfnisse, Gefühle und Wünsche wahr. Die Beachtung folgender Anzeichen:

- Sie stört die Fliege an der Wand → Übertriebene Äußerungen über Kleinigkeiten. Dies sind oft Anzeichen für Unzufriedenheit über andere Dinge, die nicht ausgesprochen werden (→ z.B. Erschöpfung durch Überlastung),
- Persönlichkeitsveränderung an Ihnen selbst (z.B. von freundlich zu gereizt,...),
- häufige Infektanfälligkeit,
- emotionale Härte, Aggression gegenüber anderen,
- Appetitlosigkeit/Frustessen → Sichtbarer Gewichtsverlust/Gewichtszunahme,
- gesteigerter Gebrauch von Aufputsch- bzw. Beruhigungsmitteln (Alkohol, Kaffee),
- Nervosität, Gereiztheit, Fahrigkeit, geistige Abwesenheit, Unkonzentriertheit,
- Isolation, Vernachlässigung des Freundeskreises,
- offen ausgetragene Familienkonflikte oder „Gewitterstimmung" daheim,
- Schuldgefühle (Ihrem Angehörigen oder der restlichen Familie gegenüber),
- Angst zu versagen bzw. den Anforderungen nicht gerecht zu werden,
- grundlose Traurigkeit,
- Pessimismus,

- alles selbst machen wollen, Hilfe ablehnen, sich für alles verantwortlich fühlen, sich unabkömmlich fühlen, kein anderer erledigt die Arbeit gut genug, nicht um benötigte Hilfe bitten, ... → dies sind markante Anzeichen für ein Helfer-Syndrom,
- Selbstverletzungen zum Ausgleich psych. Anspannung (Borderline-Syndrom)."[3]

Hinweis
Finden Sie für sich heraus, was Ihnen gut tut, was Sie genießen können, und tragen es in Ihre „Schatzkiste" ein (siehe unten).

4.2.2 Entspannung

Entspannung kann in einer bestimmten Situation schlicht Ruhe bedeuten – aber auch sanfte Musik, Lesen, eine gezielte Entspannungstechnik oder einfach „nichts tun".

> Beispiel:
> Eine Krankenschwester hat an der Volkshochschule einen Kurs „Autogenes Training" besucht, nachdem sie nicht mehr abschalten konnte und ständig Kopfschmerzen hatte. Durch regelmäßiges Üben haben sich ihre Beschwerden gebessert.

Hinweis
Ist man innerlich sehr erregt, kann es entlastend sein, sich intensiv körperlich zu betätigen.

> Ein Krankenpfleger fährt bewusst mit dem Fahrrad zur Arbeit, da er später auf dem Heimweg negative Emotionen „abstrampeln" kann. Zu Hause angekommen hat er nicht nur im wörtlichen Sinne die nötige Distanz zu den Problemen an seinem Arbeitsplatz.

Und wie reagieren Sie negative Emotionen ab?

---

3 Halici, Bergemann, Jung, Koßmehl-Wodny, Günther aus dem APf-Kurs 07/ 08 der Altenpflegeschule Ludwigshafen, unveröffentlicht

4.2.3 Freizeitbeschäftigung

Manchmal stellt man fest, dass man nur noch arbeitet und dann zu müde ist, noch irgendeinem Hobby nachzugehen. Dabei sind Tätigkeiten, die Spaß machen und die *Kreativität* und *Fantasie* anregen, ein sinnvoller Ausgleich.

Doch auch hier ist auf das richtige Maß zu achten. Zumeist sind Hobbys, die zwar im Trend liegen, aber eigentlich keinen Spaß machen, wohl eher ungeeignet als „ausgleichende" Freizeitbeschäftigung.

> Beispiel:
> Eine Heilerziehungspflegerin trifft sich mit einigen Freundinnen zweimal im Monat zum gemeinsamen Singen. Hierbei geht es aber weniger um schönen oder gar richtigen Gesang, sondern eher um den „Spaß an der Freude".

Was tun Sie? Oder was wollten Sie schon immer ausprobieren?

4.2.4 Persönliche Beziehungen

Jeder Mensch braucht andere Menschen, mit denen ihn *Freundschaft* und *Liebe* verbinden, Menschen, denen man vertrauen kann, die einem zuhören, die einen „tragen", mit denen man lachen kann. Solche Beziehungen gilt es zu pflegen – in denen das *Geben und Nehmen* im Gleichgewicht ist.

> Beispiel:
> Als ihr Sohn in der Schule Schwierigkeiten bekam, empfand eine Altenpflegerin es als große Erleichterung, ihrer besten Freundin dieses Problem zu schildern und gemeinsam nach einer Lösung zu suchen.

 Hinweis

Überprüfen Sie sich selbst und notieren Sie, mit welchen Personen Sie über alles sprechen können.

4.2.5 Erholungsphasen

Zum liebevollen Umgang mit sich selbst gehört auch wahrzunehmen, dass man ab und an eine längere *Pause* von der Arbeit braucht. Ein *Urlaub* (von mindestens drei Wochen) einmal im Jahr ist notwendig, um sich zu erholen. Hat man das Bedürfnis, eine längere Auszeit mit gezielten Angeboten für Körper und Seele zu nehmen, kann eine Kur empfehlenswert sein. Wichtig ist, die eigenen Bedürfnisse und Wünsche mit denen der Angehörigen zu verbinden; ein Urlaub muss also *geplant* werden.

> Beispiel:
> Für manche Krankenschwester kann es wichtig sein, ihren Urlaub in die Schulferien zu legen, da sie schulpflichtige Kinder hat. Ebenso muss überlegt werden, wo sie und die Kinder sich erholen können, z.B. bei Ferien auf dem Bauernhof oder gemeinsam mit Freunden und deren Kinder, um sich die Kinderbetreuung aufzuteilen.

Wie stellen Sie sich Ihren Traumurlaub vor?

4.2.6 Die persönliche Schatzkiste

Nehmen Sie einen leeren Schuhkarton oder ähnliches. Verschönern Sie ihn mit Papier und/oder Bildern, denn das ist Ihre persönliche Schatzkiste! Zur Füllung dieser eignen sich zum Beispiel: Ihre Lieblings-CD, Ihre Lieblings-DVD, ein angenehmes Duft- oder Massageöl, Schokolade oder Gummibärchen, Telefonnummern von Freunden für alle Notlagen, die Telefonnummer von Friseur, Kosmetikerin, Physiotherapeutin, Vorschläge für Tätigkeiten, die Ihnen gut tun (Waldspaziergang, Kino, Stadtbummel, Fitnessstudio, Spieleabend, ...
Dazu die nachfolgende Grafik:

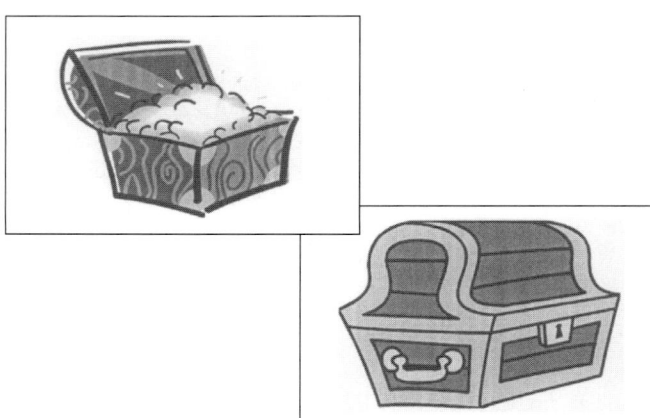

⚡ Warnung

Vorsicht jedoch vor Ersatzbefriedigungen! Diese erkennen Sie, wenn Sie sich etwas vermeintlich Gutes tun und danach von einem schlechten Gewissen geplagt werden.

II Rechtlicher Teil

1 Rechtliche Einordnung von Aggressionen

Aggressionen sind Übergriffe, diese wiederum Angriffe auf das pflegerische, betreuende oder ärztliche Personal. In der Regel erfolgen diese Übergriffe durch Schläge, aber auch durch Zerren an der Kleidung, Treten, Kratzen, Würgen, durch Werfen von Gegenständen oder Verdrehen des Arms. Teilweise kommt es sogar zu (Messer-)Stichen, Verletzungen mit anderen Gegenständen oder Geiselnahmen. Aggressionen können jedoch neben körperlichen Angriffen auch in verbalen Drohungen und Beschimpfungen bestehen, die sogar noch häufiger sind (vgl. Richter et al. 2001).

 Merke

Aggressionen können vielerlei Ursachen haben, wie im ersten Teil dieses Buches aufgezeigt wurde. Rechtlich, d.h. strafrechtlich, können Aggressionen grob *vier Bereichen* zugeordnet werden:

- Körperverletzung(en),
- Nötigung(en),
- Sexualstraftat(en),
- Beleidigung(en).

Allen gemeinsam ist, dass entweder die *körperliche Unversehrtheit* des pflegenden bzw. betreuenden Personals oder/und dessen *Persönlichkeit* beeinträchtigt wird. Beides ist aber nicht nur strafrechtlich von Bedeutung, sondern findet auch zivilrechtlich, nämlich im Deliktsrecht, seinen Niederschlag.

Der Schutz der körperlichen Unversehrtheit und des Persönlichkeitsrechts hat sogar Verfassungsrang. Sofern nach dem Wortlaut der Juristen „hoheitliche Hilfe" nicht rechtzeitig erlangt werden kann, steht jedem Bürger – in Grenzen auch dem Pflegepersonal u.Ä. – das Recht zu, sich zur Wehr zu setzen und die Aggression mit eigenen Mitteln zu beseitigen oder zu stoppen. Voraussetzung hierfür ist allerdings, dass eine gewisse Schwelle überschritten wird: Die Aggression muss mehr als nur lästig sein und den

Pflegenden oder Betreuenden körperlich oder psychisch massiv beeinträchtigen, wobei seine körperliche Unversehrtheit und/oder sein Persönlichkeitsrecht verletzt wird.

Entscheidend dafür, ob und welche Gegenmaßnahmen getroffen werden dürfen, ist u.a. die Frage, ob der „Gegenangriff" als Rechtfertigungsgrund im Sinne des Straf- und Zivilrechts (Deliktsrechts) anzusehen ist.

2 Rechtfertigungsgründe bei Gegenwehr

Jede Art der Aggression, gleichgültig, ob es sich um psychische, physische oder sexuelle handelt, stellt einen *Angriff* gegenüber der betreuenden Person dar. In der juristischen Literatur wird deshalb ein Angriff auch allgemein dahingehend definiert, dass er eine unmittelbare Bedrohung rechtlich geschützter Güter durch menschliches Verhalten ist (Schönke/Schröder, § 32 StGB, Rdn. 3). Danach ist jedes rechtlich geschützte Interesse des Angegriffenen notwehrfähig, d.h. ist er/sie zur Abwehr berechtigt (ebd., Rdn. 4). Die Aggression des Bewohners oder Patienten stellt deshalb ein soziales Verhalten dar, welches von der Rechtsordnung nicht gebilligt wird und den Betreuenden zur angemessenen Gegenreaktion berechtigt. Näheres dazu in Kapitel 2.1.1 „Notwehr". Die Zulässigkeit von *angemessenen Gegenreaktionen* ist in unserer Rechtsordnung durch die Rechtfertigungsgründe sowohl im Strafrecht als auch im Zivilrecht vorgesehen. Im Strafrecht verhindern die Rechtfertigungsgründe als zulässige Maßnahmen eine Bestrafung des Angegriffenen bzw. Verteidigers. Im Zivilrecht muss bei einer gerechtfertigten Verletzung eines Rechtsgutes – aufgrund eines Rechtfertigungsgrundes – im Sinne einer unerlaubten Handlung (§§ 823 ff. BGB) nicht die Verpflichtung auf Zahlung von Schadensersatz und Schmerzensgeld befürchtet werden.

2.1 Strafrechtliche Rechtfertigungsgründe

Definition

Eine Handlung ist nur dann eine *Straftat*, wenn zu der Tatbestandsmäßigkeit, d.h. der Erfüllung der im Strafgesetz beschriebenen Merkmale (beispielsweise der körperlichen Misshandlung bei der Körperverletzung), eine *Rechtswidrigkeit* vorliegt. Im Normalfall ist eine Tat, die einen gesetzlichen Tatbestand verwirklicht, auch rechtswidrig. Dies gilt aber nicht in denjenigen Fällen, in welchen ein sogenannter *Rechtfertigungsgrund* vorliegt. Derartige Rechtfertigungsgründe, die eine Tat (beispielsweise eine Körperverletzung) rechtmäßig machen, sind:

- Notwehr, Nothilfe (§ 32 StGB),
- Notstand (§ 34 StGB),
- Einwilligung.

2.1.1 Notwehr

§ Gesetzestext

Notwehr ist nach § 32 StGB die erforderliche Handlung, um einen *gegenwärtigen, rechtswidrigen Angriff* abzuwehren. Die *Nothilfe* ist dabei die Verteidigung zugunsten eines *anderen*:

(1) Wer eine Tat begeht, die durch Notwehr geboten ist, handelt nicht rechtswidrig.

(2) Notwehr ist die Verteidigung, die erforderlich ist, um einen gegenwärtigen rechtswidrigen Angriff von sich oder einem anderen abzuwenden.

Jeder Mitarbeiter in der Pflege und Betreuung von alten, kranken und behinderten Menschen muss sich stets bewusst sein, dass nur diejenige Abwehr zulässig ist, die *erforderlich* ist. Wie im ersten Teil dieses Buches dargestellt wurde, kann Aggressionen in der pflegerischen Praxis überwiegend mit psychologischen und/oder pädagogischen Instrumentarien begegnet werden. Die Erforderlichkeit für eine Abwehrhandlung, d.h. die Anwendung von (Gegen-) Gewalt, *fehlt*, wenn es möglich ist, mittels psychologischer und pädagogischer Maßnahmen die Aggression anderweitig zu beenden. In Fällen, in denen eine Deeskalation auf diese Weise nicht möglich ist, darf man als Mitarbeiter in einer Einrichtung der Alten- bzw. Behindertenhilfe oder einem (psychiatrischen) Krankenhaus vom Notwehrrecht Gebrauch machen. Dabei ist zunächst festzustellen, was ein „Angriff" im Sinne des § 32 StGB ist:

📖 Definition

Angriff ist die von einem Menschen drohende Verletzung rechtlich geschützter Interessen. Es ist dabei gleichgültig, ob der Angreifer schuldfähig ist. Deshalb können auch psychisch Kranke, geistig Behinderte und Kinder Angreifer sein, gegenüber denen Notwehr möglich ist. Allerdings muss in derartigen Fällen versucht werden – so möglich – den Angriff mit anderen Mitteln als der Anwendung von Gegengewalt abzuwenden (vgl. Schönke/ Schröder 1997).

Beispiel:
Eine Altenpflegerin ist nachts allein auf der Station und wird plötzlich von einer Bewohnerin von hinten angegriffen und an den Haaren gezogen. Sie schreit die Bewohnerin an: „Lassen Sie sofort los!" – jedoch ohne Erfolg. Es gelingt ihr, einen Stuhl zu ergreifen, mit dem sie zur Seite und nach hinten schlägt. Die Bewohnerin stürzt dadurch und bricht sich sowohl den Arm als auch den Oberschenkelhals. Deren Tochter erstattet Strafanzeige gegen die Pflegerin. Hat diese Anzeige Aussicht auf Erfolg?
Die Strafanzeige der Tochter kann keinen Erfolg haben. Die Altenpflegerin hat zuerst versucht, den Angriff mit verbalen Mitteln zu beenden. Da dies erfolglos blieb und der Angriff der Bewohnerin gefährlich und zudem äußerst schmerzhaft war, musste die Pflegerin zum einzig erreichbaren Abwehrmittel, dem Stuhl, greifen und sich damit zur Wehr setzen. Es war ihr nicht zuzumuten, andere Methoden, die voraussichtlich genauso erfolglos geblieben wären, auszuprobieren. Die Verletzung der Bewohnerin war schicksalhaft und nicht der Altenpflegerin zuzurechnen.

Fraglich könnte in der Praxis sein, welche angegriffenen Rechtsgüter zur Notwehr berechtigen. Die Rechtsprechung erkennt folgende Punkte als *notwehrfähig* an:

- Ehre,
- allgemeine Bewegungsfreiheit,
- Intimsphäre,
- Besitz und das Eigentum,
- körperliche Unversehrtheit,
- Leben,
- Freiheit.

Dies bedeutet im Einzelnen Folgendes:

Maßnahmen können nicht nur bei drohenden oder bereits einge-tretenen Verletzungen des Eigentums oder des Körpers oder bei Lebensgefahr ergriffen werden, sondern auch bereits bei einer *Verletzung der Ehre*. Notwendig ist dabei jedoch, dass das *mildes-te geeignete Mittel* (Näheres siehe unten) gewählt wird und die Ehrverletzung noch andauert. Eine einmalige, in der konkreten Situation abgeschlossene Beleidigung rechtfertigt deshalb nicht die „Notwehr," da es sich dann nicht um eine Notwehr, sondern um eine „Revanche" handelt. Die Erwiderung einer Beleidigung durch eine andere Beleidigung, gewissermaßen als Gegenwehr, kann jedoch nach § 199 StGB *straffrei* sein:

§ Gesetzestext

Wenn eine Beleidigung auf der Stelle erwidert wird, so kann der Richter beide Beleidiger oder einen derselben für straffrei erklä-ren.

Voraussetzung ist folglich, dass eine sofortige Erwiderung, d.h. in einem *sachlich-psychologischen Zusammenhang* (Schönke/Schröder, § 199 StGB, Rdn. 9) und im andauernden *Erregungs-zustand*, erfolgt. Besteht jedoch der Angriff, d.h. die Beleidigun-gen bzw. Ehrverletzungen über einen gewissen Zeitraum, kann auch eine tätliche Abwehr durch den Beleidigten in Form einer *angemessenen Gewaltanwendung* erfolgen.

Weiter ist Notwehr möglich gegen Einschränkungen der *Bewe-gungsfreiheit* (Festhalten, Versuch des Einsperrens, Versperren des Wegs etc.). Dies allerdings nur, wenn die Einschränkung im Sinne einer *Nötigung* erfolgt, d.h. jemand durch einen anderen rechtswidrig mit Gewalt oder durch Drohung mit einem empfind-lichen Übel zu einer Duldung oder Unterlassung (siehe § 240 StGB) gezwungen, also genötigt wird. Rechtswidrig ist die Nöti-gung, wenn die Anwendung der Gewalt oder die Androhung des Übels zu dem angestrebten Zweck als *verwerflich* anzusehen ist (§ 240 Abs. 2 StGB), der andere folglich dazu nicht berechtigt ist. Auch zum Schutz der *Intimsphäre* können geeignete und ange-messene Gegenmaßnahmen getroffen werden.

Beispiel:
Eine Krankenschwester wird während der Durchführung von Pflegemaßnahmen im Rahmen der ambulanten Pflege von dem Patienten immer wieder sexuell belästigt. Nachdem sie ihn erfolglos aufgefordert hat, sie nicht weiter am Busen anzufassen, schlägt sie ihm auf den Arm und drückt diesen dann weg sowie unterbricht die pflegerische Tätigkeit mit dem Hinweis, dass sie diese erst wieder fortsetzt, wenn er die Belästigung unterlässt.
Diese Abwehrmaßnahme der Krankenschwester war durch Notwehr gerechtfertigt, da sie sich gegen den sexuellen Angriff wehren durfte.

Selbstverständlich ist die Notwehr gegen Angriffe auf das persönliche *Eigentum,* den *Körper* oder das *Leben* möglich. In derartigen Fällen sind von der Rechtsordnung auch massivere Anwendungen von Gewalt gerechtfertigt.

Praktische Schwierigkeiten könnten sich daraus ergeben, dass im konkreten Fall fraglich ist, welches Abwehrmittel gewählt werden darf. Zur Abwehr des Angriffs im Rahmen der Notwehr muss stets das *mildeste Mittel* gewählt werden. Auch ist die Notwehr nur dann zulässig, wenn überhaupt eine Abwehrhandlung erforderlich ist. Die *Erforderlichkeit* liegt dann *nicht* vor, wenn beispielsweise der Angegriffene durch ein Ausweichen sich selbst schützen kann und das Ausweichen möglich ist, „ohne seiner Ehre etwas zu vergeben" (OLG Düsseldorf, NJW 1961, S. 1784). Eine „schimpfliche Flucht" aber ist nicht zuzumuten (ebd.). Ein Ausweichen ist deshalb, da eine Abwehr in der Regel nicht erforderlich ist, bei Angriffen durch *Kinder* und unter Umständen auch bei körperlich *Behinderten* zumutbar. Selbst bei einem zulässigen Gegenangriff muss die *Verhältnismäßigkeit* beachtet werden. Somit darf *keine unangemessene gefährliche Abwehrmaßnahme* ergriffen werden. Erforderlich und damit angemessen bzw. verhältnismäßig ist die Verteidigung, die einerseits zur *Abwehr des Angriffs geeignet* ist und anderseits das *relativ mildeste Mittel* darstellt. Dabei darf nicht nachträglich bewertet werden, ob das Verteidigungsmittel noch angemessen war, sondern es ist davon auszugehen, was der Angegriffene *im Angriff* für eine angemessene Verteidigung halten durfte (BGH, NJW 1969, S. 802). Was bei dieser Einschätzung in der Notsituation für notwendig und nicht als überzogen angesehen wird, muss der Angreifer hinnehmen, denn schließlich ist er derjenige, welcher die Rechtsordnung zuerst verletzt hat. Gibt es mehrere (Erfolg versprechende) Abwehrmöglichkeiten, muss allerdings immer die mildeste Möglichkeit gewählt werden.

Definition

Unzulässig ist daher

- eine Verletzung des Angreifers, wenn der Angriff dadurch beendet werden kann, dass ihm die „Waffe" weggenommen wird.
- eine gewalttätige Gegenmaßnahme gegen Ehrverletzungen (beispielsweise Beschimpfungen), wenn die Äußerungen des Angreifers auch durch entsprechende Erwiderungen beendet werden können.
- ein Gegenangriff, wenn bereits die *Drohung* mit einem gefährlichen Abwehrmittel wie einer Waffe oder besonderer Kenntnisse (Kampfsportausbildung, Boxen) den Angriff beenden kann.
- der Einsatz einer *Waffe*, wenn körperliche Mittel (Schläge, Tritte) zum Erfolg führen würden.

Beim Einsatz einer Waffe muss diese derart zum Einsatz kommen, dass der Angreifer möglichst wenig verletzt wird. Eine Eigengefährdung, um den Angreifer zu schonen, kann jedoch nicht verlangt werden (Schönke/Schröder, § 32 StGB, Rdn. 36c). Dies bedeutet auch, dass der Einsatz einer Waffe zur Abwehr dann zulässig ist, wenn der Angegriffene derart unterlegen ist, dass er sich nicht körperlich, beispielsweise mit den Fäusten, zur Wehr setzen kann (vgl. z.B. BGH, NJW, 1986, S. 2716). Er muss sich nicht auf ein Kräftemessen einlassen (§ 32 StGB, Rdn. 37).

Die Notwehr ist nur bei einem *gegenwärtigen Angriff* zulässig. Ist der Angriff erst zu befürchten oder ist er bereits abgeschlossen, fehlt das Recht zur Abwehrmaßnahme. Notwehr oder Nothilfe sind also zur Abwehr eines Angriffes zulässig, jedoch darf die Maßnahme nicht rechtsmissbräuchlich eingesetzt werden.

Beispiele:

1) Ein Altenpfleger wird von einem Bewohner mit Essen bespuckt und versetzt dem Bewohner daraufhin eine Ohrfeige. Ist diese strafbar?

   Es erscheint bereits fraglich, ob der Pfleger dem Bewohner die Ohrfeige zur Abwehr versetzte oder lediglich „erzieherisch" tätig wurde. In jedem Fall ist die Ohrfeige als Abwehrmittel unangemessen. Außerdem ist Notwehr lediglich gegen einen *gegenwärtigen Angriff* zulässig, d.h. ein bereits abgeschlossener Angriff gibt nicht das Recht zur Gegenwehr, da keine Abwehr mehr erforderlich ist. Der Altenpfleger macht sich deshalb strafbar!

2) Einer Altenpflegerin wird abends, als sie eine Bewohnerin zu Bett bringen und ihr die Schuhe ausziehen will, plötzlich mit dem beschuhten Fuß ins Gesicht getreten. Die Nase blutet. Sie überlegt, ob sie „zurückschlagen" soll und darf.

   Sie darf nicht, denn der Angriff ist abgeschlossen, d.h. *nicht mehr gegenwärtig* und eine Abwehrhandlung ist nicht mehr erforderlich. Die Altenpflegerin würde sich wegen Körperverletzung strafbar machen.

3) Ein Bewohner beschimpft die Pflegekräfte mit Worten wie „Drecksau" u.Ä., weshalb die Stationsleitung eines Tages zum „Schutz" ihrer Kolleginnen den Heimbewohner „vorsorglich" für mehrere Stunden im Zimmer einschließt. Liegt eine strafbare Freiheitsberaubung vor?

   Die Ehre ist zwar grundsätzlich ein notwehrfähiges Rechtsgut. Allerdings muss die Handlung auch hier zur Abwehr eines Angriffs erfolgen. Dieser ist im konkreten Fall nicht nur abgeschlossen, sodass *kein gegenwärtiger Angriff* mehr vorliegt, sondern es werden darüber hinaus prophylaktische Maßnahmen getroffen, die unzulässig sind. Das Einschließen des Bewohners zur „Vorsorge" ist daher widerrechtlich, weswegen eine strafbare Freiheitsberaubung vorliegt.

4) Eine Bewohnerin beißt eine Pflegekraft kräftig in den Finger, als diese das Gebiss entfernen will, und hält den Finger mit den Zähnen „fest".

Die Bewohnerin muss loslassen, um ernstere Verletzungen am Finger zu vermeiden. Sofern die verbale Aufforderung, den Mund zu öffnen, ohne Erfolg bleibt, kann Gewalt – in angemessenem Umfang – angewendet werden, um die Bewohnerin durch den ihr zugefügten Schmerz zum Loslassen zu bewegen.

5) Wenn ein Patient (in einem psychiatrischen Krankenhaus) sehr bedrohlich auftritt, eine Krankenschwester deshalb Angst vor ihm hat und den behandelnden Arzt ruft, dieser jedoch nichts unternimmt – was bleiben ihr noch für Handlungsmöglichkeiten?

Sobald ein Angriff beginnt, d.h. ihre körperliche Integrität akut bedroht ist, können Gegenmaßnahmen ergriffen werden. Diese müssen jedoch *dem Angriff angemessen sein*. Bei einem körperlich weit überlegenen oder ansonsten sehr gefährlichen (z.B. äußerst brutalen) Patienten kann die Schwester sich auch mit Gegenständen zur Wehr setzen. Sofern selbst dies zu gefährlich ist, kann sogar die Station verlassen und Hilfe von außen (Polizei) herbeigeholt werden.

Zusätzlich sollte baldmöglichst in Form einer schriftlichen Mitteilung sowohl die Pflegedienst- bzw. Wohnbereichsleitung als auch die ärztliche Leitung von der Untätigkeit des Arztes in Kenntnis gesetzt werden.

6) In einer Behinderteneinrichtung wird ein Bewohner wegen Angriffen auf andere Heimbewohner in sein Zimmer geschickt. Dort beginnt er, den Kleiderschrank auseinander zu nehmen und die Schrankteile aus dem Fenster zu werfen. Der einzige anwesende Heilerziehungspfleger versucht ihn zu beruhigen. Der Bewohner, der körperlich weit überlegen ist, geht auf den Heilerziehungspfleger los und greift nach einem kleinen Holztisch, um diesen nach dem Pfleger zu werfen. Der versetzt ihm deshalb einen Fußtritt, wodurch der Heimbewohner sofort „zur Ruhe" kommt.

Unter Berücksichtigung der Möglichkeit, dass ein geworfener Holztisch erhebliche Verletzungen verursacht hätte, war der Fußtritt als Abwehrmaßnahme zulässig. Dies aber nur dann, wenn die mündliche Aufforderung, den Tisch wieder abzustellen, nicht ausgereicht hätte.

Bei der Abwehr eines Angriffs kommt es zu einer Situation erheblichen psychischen Drucks. Aus diesem Grund kann es bei der Abwehrhandlung zu einer *Überreaktion* kommen. Dies hat der Gesetzgeber im § 33 StGB berücksichtigt:

§ **Gesetzestext**

Überschreitet der Täter die Grenzen der Notwehr aus Verwirrung, Furcht oder Schrecken, so wird er nicht bestraft.

Beispiel:

In einem psychiatrischen Krankenhaus greift einer der Patienten eine Krankenschwester während des Nachtdienstes, den sie allein verrichtet, an. Sie gerät dadurch in Panik und verletzt ihn mit einer Thermoskanne, die sie als Waffe einsetzt, da er sie mit Faustschlägen traktiert. Der Patient erleidet erhebliche Verletzungen am Kopf, insbesondere im Gesicht.

Die Abwehr mit der Thermoskanne war als Notwehr gerechtfertigt. Sogar wenn die Krankenschwester vermeintlich zu hart zugeschlagen hätte, kann sie dafür nicht zur Verantwortung gezogen werden. Sie war allein mit dem gewalttätigen Patienten und daher war es verständlich, dass sie in Panik geriet. Deshalb ist § 33 StGB anwendbar, weswegen sie nicht wegen der Verletzungen des Patienten bestraft werden kann.

In der pflegerischen Praxis wird das Notwehrrecht des Öfteren durch schriftliche oder mündliche *Verbote* durch die Vorgesetzten einzuschränken versucht. Doch dies ist generell nicht möglich. Selbstverständlich kann es einerseits nicht erwünscht sein, dass die Mitarbeiter eines Krankenhauses oder Heims sich mit (aggressiven) Bewohnern bzw. Patienten „prügeln", jedoch muss andererseits jeder Beschäftigte das Recht haben, seinen Körper und seine Gesundheit zu schützen. Deshalb kann es den Mitarbeitern nicht verwehrt werden, mit angemessenen Mitteln einem Angriff zu begegnen. Die Besonderheiten der Heimbewohner und Patienten erfordern allerdings, *genau zu prüfen* (siehe auch im ersten Teil dieses Buches), ob den Aggressionen nicht mit anderen Mitteln begegnet werden kann oder die Situation durch geschickte Handlungsweise entschärft werden kann.

Beispiele:
1) In einem psychiatrischen Krankenhaus ist ein besonders aggressiver Patient untergebracht. Die Krankenhausleitung untersagt ausdrücklich die Anwendung von „Gegengewalt".
   Dies ist nicht zulässig. Die Beschäftigten müssen in Extremsituationen das Recht zur Abwehr eines Angriffs haben, um ihre körperliche Integrität zu schützen.
2) Wer haftet bei Schäden, die bei einer körperlichen Auseinandersetzung mit einem Patienten entstehen?
   In derartigen Fällen haftet grundsätzlich der Patient als „Verursacher". War er allerdings schuld- bzw. deliktsunfähig, haftet nicht die Pflegekraft, sondern deren Arbeitgeber bzw. unter Umständen dessen Haftpflichtversicherung.
3) Auf der Station befindet ein bekanntermaßen gewalttätiger Patient. Er zerstört die Armbanduhr (Wert: 400 Euro) eines Mitarbeiters. Wer haftet und in welchem Umfang?
   Bei Beschädigungen des Eigentums der Mitarbeiter eines Krankenhauses oder Heims hat der Arbeitgeber grundsätzlich im Rahmen seiner Fürsorgepflicht Ersatz zu leisten. Bei einer Uhr im Wert von 400 Euro wird er aber nicht den vollen Wert erstatten müssen.

Der Vollständigkeit halber sei noch erwähnt, dass unsere Rechtsordnung auch die Notwehr für einen anderen kennt. Es handelt sich dabei um die *Nothilfe.*

Eine in der Praxis weit verbreitete, dennoch falsche Auffassung besteht darin, dass Schädigungen anderer in einem „Reflex" zulässig und damit straflos seien. Ein Reflex ist ein Vorgang, welcher ohne Einfluss des Gehirns abläuft. Das Zurückschlagen beispielsweise ist kein Reflex, sondern eine eigene – unter Umständen strafbare – Handlung.

Hinweis

Wird der Angreifer bei der erforderlichen und angemessenen Abwehrhandlung verletzt, ist dies eine normale Folge und kann daher nicht zur Bestrafung führen. Dies gilt nicht, wenn die Abwehr unangemessen massiv erfolgt, beispielsweise Waffen benutzt werden, obwohl dies nicht notwendig war.

Die Ausübung des Notwehrrechts kann selbst in berechtigten Fällen zu einer schwierigen rechtlichen Situation führen, d.h. das jeweilige Betreuungs- und Pflegepersonal kann leicht in den Verdacht kommen, den Patienten bzw. Heimbewohner misshandelt zu haben. Deshalb ist eine sorgfältige Dokumentation ebenso unerlässlich wie auch die Beachtung von Frühwarnzeichen, z.B.

- feindselige Grundstimmung,
- drohende Körperhaltung und Gestik,
- geringe Körperdistanz,
- verbale Bedrohungen und Beschimpfungen,
- psychomotorische Erregung und Anspannung,
- Sachbeschädigungen,
- gesteigerte Tonhöhe und Lautstärke (vgl. Richter et al. 2001).

Dies ist vor allem deshalb so entscheidend, da jeder Pfleger oder Betreuende in der Pflicht steht, vor Ausübung des Notwehrrechts sinnvolle Deeskalationsstrategien *anzuwenden. Die genannten Frühwarnzeichen könnten dazu als Anlass dienen.*

2.1.2 Notstand

§ **Gesetzestext**
Ein weiterer Rechtfertigungsgrund ist der *rechtfertigende Notstand* nach § 34 StGB:

> Wer in einer gegenwärtigen, nicht anders abwendbaren Gefahr für Leben, Leib, Freiheit, Ehre, Eigentum oder ein anderes Rechtsgut eine Tat begeht, um die Gefahr von sich oder einem anderen abzuwenden, handelt nicht rechtswidrig, wenn bei Abwägung der widerstreitenden Interessen, namentlich der betroffenen Rechtsgüter und des Grades der ihnen drohenden Gefahren, das geschützte Interesse das beeinträchtigte wesentlich überwiegt. Dies gilt jedoch nur, soweit die Tat ein angemessenes Mittel ist, die Gefahr abzuwenden.

Voraussetzung ist eine *Notstandslage* und somit eine *gegenwärtige Gefahr*, die nicht mit anderen Mitteln als dem Eingriff in ein anderes Rechtsgut, d.h. dessen Verletzung, abwendbar ist. Eine Gefahr liegt immer dann vor, sobald die konkrete Möglichkeit des Eintritts eines Schadens besteht. Sie ist *gegenwärtig*, wenn die gefahrdrohenden Umstände jederzeit in den Schaden umschlagen könnten. Beim Notstand muss stets eine *Interessenabwägung* erfolgen. Dies bedeutet: Jenes Rechtsgut, das durch die Notstandshandlung geschützt werden soll, muss *höherwertig* sein als das beeinträchtigte Rechtsgut.

Beispiele:
1) Ein Heimbewohner beginnt plötzlich, beim Essen die anderen Bewohner zu schlagen und deren Mahlzeiten im Raum zu verteilen. Zwei der Altenpflegerinnen entfernen ihn deshalb aus dem Speisesaal und schließen ihn für eine Stunde in seinem Zimmer ein. Ist dies zulässig?
   Da hier eine Notstandssituation vorliegt, muss ein Vergleich der betroffenen Rechtsgüter erfolgen. Zuerst stellt sich die Frage, was geschützt werden soll. Die Pflegekräfte handeln zum Schutz des Freiheitsrechts der anderen Bewohner und aufgrund des Schlagens auch zu deren körperlicher Unversehrtheit. Diesen Rechtsgütern ist nun das beeinträchtigte (nämlich das Freiheitsrecht des Bewohners) gegenüber zu stellen. Da die körperliche Unversehrtheit der anderen Bewohner höherwertig, d.h. „wertvoller" ist als die Freiheit des Renitenten, durfte sein Recht auf Bewegungsfreiheit durch das Einschließen in das Zimmer begrenzt werden.
2) Die Polizei bringt einen neuen Patienten, welcher aufgrund seiner Aggressivität mit Handschellen gefesselt ist, auf die Station eines psychiatrischen Krankenhauses. Dort werden die Handschellen abgenommen und die Polizeibeamten wollen die Station verlassen, ohne sich weiter um den Schutz der Pflegekräfte zu kümmern.
   Der aggressive Patient bedeutet eine Gefahr für die Station, d.h. für die dort tätigen Mitarbeiter des Krankenhauses und die anderen Patienten. Deshalb kann von den Polizeibeam-

ten gefordert werden, dass sie so lange auf der Station bleiben, bis der neue Patient „unter Kontrolle" ist. Gegebenenfalls darf den Polizisten vom Personal zum eigenen Schutz verweigert werden, die Stationstür zu öffnen.

3) Ein Patient begibt sich zur freiwilligen Aufnahme auf eine geschlossene Station und drängt eine Krankenschwester schon nach kurzer Zeit, ihn aus der Station zu „entlassen". Sie ruft den diensthabenden Arzt an, der zusagt, gleich zu kommen. Dies dauert jedoch länger als eine halbe Stunde und der Patient wird immer aggressiver. Darf dieser Patient, bevor er zu aggressiv und evtl. renitent wird, aus der Station gelassen werden?

Hier liegt der Fall eines Notstandes vor. Deshalb muss eine Rechtsgüterabwägung erfolgen. Das höhere (wertvollere) Rechtsgut ist die körperliche Unversehrtheit der Krankenschwester, das Rechtsgut mit dem geringeren Wert der „Schutz der Allgemeinheit" bzw. des Patienten vor sich selbst. Deshalb darf die Mitarbeiterin des Krankenhauses als letztes Mittel die Stationstür öffnen, muss aber unverzüglich die Polizei und den Arzt informieren. Zusätzlich sollte die Situation genau dokumentiert werden.

4) Was geschieht, wenn ein Mitarbeiter einer Kinder- und Jugendpsychiatrie einen Patienten bei der Festhaltetherapie verletzt?

Die – nicht ganz unumstrittene – Festhaltetherapie kann lediglich dann haftungsrechtliche Nachteile für den Mitarbeiter haben, wenn entweder das Festhalten nicht erforderlich war oder dabei gegen anerkannte Regeln verstoßen wurde. Liegt einer der beiden Fälle vor, kann der Vorwurf der Fahrlässigkeit ausgesprochen werden und der Mitarbeiter haftet auf Zahlung von Schmerzensgeld und Schadensersatz. Wichtig ist in diesem Zusammenhang auch, ob der Grundsatz der Verhältnismäßigkeit gewahrt worden ist.

 Merke

Das Mittel, welches zum Schutz eines Rechtsgutes eingesetzt wird, muss angemessen sein. Auch beim Notstand gilt daher die *Verhältnismäßigkeit*, das Prinzip des geringstmöglichen Eingriffes. Dies bedeutet, dass stets dasjenige Mittel eingesetzt werden muss, das zwar die Gefahr beseitigt, jedoch so wenig wie möglich in die Rechte des Aggressors eingreift. Sind alle diese Voraussetzungen erfüllt, bleibt eine tatbestandsmäßige Handlung, wie im Beispiel die Freiheitsberaubung, straflos.

Dies gilt insbesondere in Notfällen, d.h. in Situationen, in welchen der Patient bzw. Bewohner sich selbst oder andere *gefährdet*. Kann die Gefährdung dabei nur mit freiheitsbeschränkenden Maßnahmen abgewendet werden, können diese zulässigerweise ergriffen werden. Die in § 34 StGB vorgeschriebene *Rechtsgüterabwägung* muss aber beachtet werden. Dies bedeutet bei Freiheitsbeschränkungen:

- Das zu schützende Rechtsgut muss *höher zu bewerten* sein als die persönliche Freiheit des Bewohners. Bei der Gefahr einer Beschädigung geringwertiger Sachen kann z.B. eine Fixierung oder das Einschließen im Zimmer nicht damit gerechtfertigt werden, es liege ein Notstand vor.
- Auch muss beachtet werden, dass Freiheitsbeschränkungen, die mit dem rechtfertigenden Notstand begründet werden, nur für *kurze Zeit* zulässig sind.

 Hinweis

Beispiele für Situationen, welche kurzfristige Maßnahmen über § 34 StGB rechtfertigen, sind plötzliche *Aggressionen* des Patienten oder Bewohners, wodurch andere Personen gefährdet werden, oder der Versuch eines *Suizides*.

Beispiel:
Ein Patient beginnt plötzlich zu toben und zu randalieren. Es muss befürchtet werden, dass er nicht nur anderen Schaden zufügt und das Mobiliar beschädigt, sondern sich auch selbst erheblich verletzt. Darf er medikamentös sediert werden oder dürfen sonstige (freiheitsbeschränkende) Maßnahmen getroffen werden?

Ja, es dürfen geeignete Maßnahmen getroffen werden. Zur Abwendung der Gefahr muss aber diejenige Maßnahme (Gabe eines Medikamentes oder körperliche Freiheitsbeschränkung) gewählt werden, welche die Gefahr zwar wirksam beseitigt, jedoch so wenig wie möglich in die Rechte des Patienten

> eingreift. In der Regel dürfte daher die Gabe eines sedierenden Medikamentes bei Gewalttätigkeiten einer Fixierung oder Ähnlichem vorzuziehen sein.

 Hinweis

Die Anwendung dieses Rechtfertigungsgrundes muss allerdings auf *kurzzeitige* Eingriffe in fremde Rechtsgüter beschränkt bleiben. Längere Eingriffe in die Freiheitsrechte oder die körperliche Unversehrtheit erfordern die Einschaltung des Betreuungsgerichts.

In kritischen Situationen könnte der Einsatz von Medikamenten angezeigt sein. Grundsätzlich ist die Verabreichung von Arzneimitteln die Aufgabe des jeweiligen Arztes. Der behandelnde Arzt ist unter bestimmten Voraussetzungen berechtigt, medizinische Tätigkeiten auf nichtärztliches Personal zu übertragen. Bei dieser *Delegation* (vgl. Kienzle 2007) gilt im Einzelnen: Im Normalfall setzt die Delegation die Einwilligung des Patienten oder Bewohners voraus. Diese ist im Normalfall erforderlich, da jede medizinische Maßnahme grundsätzlich eine Körperverletzung darstellt, die nur durch die Einwilligung des Patienten ihre Rechtswidrigkeit verliert. Es gibt jedoch zwei Möglichkeiten, auf diese Einwilligung zu verzichten: Entweder kann zivil- und strafrechtlich von einer stillschweigenden, einer *mutmaßlichen Einwilligung*, ausgegangen werden, oder es liegt ein *Notstand* (§ 34 StGB) vor. Die mutmaßliche Einwilligung gilt bei den Bewohnern bzw. Patienten, mit welchen eine Verständigung nicht möglich und der gesetzliche Vertreter, wie Eltern (bei Minderjährigen) oder Betreuer (bei Volljährigen), nicht erreichbar sowie die Maßnahme *dringend* zur Abwendung gesundheitlicher Nachteile, z.B. in Notfällen, angezeigt ist (vgl. Geiss 1989). Der mutmaßliche Wille ist derjenige, der vom Bewohner oder Patienten geäußert worden wäre, wenn eine Verständigung mit ihm möglich gewesen wäre. Sofern keine gegenteiligen Anhaltspunkte vorliegen, kann davon ausgegangen werden, dass der mutmaßliche Wille eines Menschen u.a. darauf gerichtet ist, ihn vor Eigenschädigungen zu schützen, aber auch vor Fremdschädigungen, bei denen er sich selbst (mit-) verletzen könnte oder er dadurch Ersatzansprüche befürchten muss. Es muss daher die Überlegung angestellt werden, ob ein „verstärdiger Patient" (Steffen 1983, S. 88) in der konkreten (Notfall-) Situation einwilligen würde. Die Gabe von Medikamenten aufgrund des mutmaßlichen Willens muss eine *Ausnahme* bleiben. Wichtig ist selbst in Situationen mit akuter Gefahr, dass es sich auch bei der Gabe von Medikamenten grundsätzlich um ärztliche Tätigkeiten handelt und allein der Arzt die Entscheidungsbefugnis darüber hat, welche Therapiemaßnahmen durchzuführen sind. Er hat die Gesamtverantwortung für Diagnose und Therapie (vgl. Rieger 1979 bzw. Steffen 1996). Fehlt eine ärztliche Verordnung, dürfen Krankenpflegekräfte und Heilerziehungs- bzw. Altenpflegerinnen nicht tätig werden; es sei denn, es gäbe in dieser Notsituation ausnahmsweise nur die eine Möglichkeit, sie mit der Gabe des Medikamentes unter Kontrolle zu bekommen. Wichtig ist insoweit, dass keine anderen Reaktionsalternativen möglich sind und der Arzt nicht erreichbar ist.

Entgegen der sonst erforderlichen, genauen Verordnung durch den Arzt ist es bei Bewohnern bzw. Patienten *ausnahmsweise* für Situationen mit der Gefahr von Eigen- und/oder Fremdgefährdung möglich, *Bedarfsverordnungen* anzusetzen. Dies allerdings nur, wenn für das nicht-ärztliche Personal kein Spielraum hinsichtlich der Dosis und der Indikation besteht. Genauer: Es muss sowohl die Dosierung des Medikamentes genau festgelegt wie auch zusätzlich die Akutsituation möglichst genau definiert werden, in welcher der „Bedarfsfall" vorliegt.

Sobald eine solche „Bedarfs"-Situation eintritt, ist es wichtig, ordnungsgemäß zu dokumentieren. Bei der Gabe von *Psychopharmaka* ist besonders zu beachten, dass es sich hierbei um hochwirksame Arzneimittel mit teilweise erheblichen Nebenwirkungen handelt. Zudem wird durch die Gabe von Psychopharmaka in der Regel die Bewegungsfreiheit, beispielsweise bei Sedativa, eingeschränkt, sodass die ungerechtfertigte Verabreichung als strafbare *Freiheitsberaubung* gewertet werden kann, so lange nicht die vorgenannten Voraussetzungen, wie beispielsweise ein *Notstand*, vorliegen. Selbst in Situationen akuter Gefahr dürfen Arzneimittel nur von Fachkräften verabreicht werden.

Bei den vorgenannten Rechtfertigungsgründen, d.h. *Notwehr* und *Notstand*, ist zum Schutz vor Haftungsansprüchen selbstkritisch zu prüfen, ob ein Eingreifen, u. U. mit Gewaltanwendung, erforderlich ist. Zu prüfen ist dabei insbesondere:

- Liegt eine Gefährdung von Personen vor, d.h. droht eine Körperverletzung oder Schlimmeres?
- Sind fremde Sachen, also nicht diejenigen des Heimbewohners bzw. Patienten, gefährdet und haben diese einen Wert, der ein Eingreifen und eine Anwendung von Zwangsmaßnahmen oder Ähnlichem gegen den Bewohner bzw. Patienten rechtfertigt?
- Könnte sich der Bewohner oder Patient im Rahmen der aggressiven Handlung selbst verletzen und steht eine Anwendung von Zwangsmaßnahmen im angemessenen Verhältnis zum Verletzungsrisiko?

Nur wenn einer dieser Punkte erfüllt ist, sind Zwangsmaßnahmen bzw. die Gewaltanwendung im Rahmen der Notwehr bzw. des Notstandes gestattet.

Besonders wichtig ist in der Praxis: Aus der *Dokumentation* des Vorfalls bzw. der Entwicklung, welche beispielsweise die Anwendung des Notstandes erfordert, muss sich eindeutig ergeben, dass bei der Notwehr eine Verteidigung gegen einen Angriff notwendig und das eingesetzte Verteidigungsmittel auch angemessen war, und nur dieses Mittel zur effektiven Verteidigung gewählt werden konnte. Beim Notstand müssen die Abwägung der Rechtsgüter (Schutz von Leib und Leben) sowie die „gegenwärtige Gefahr" aus der Dokumentation ersichtlich sein.

2.1.3 Einwilligung

Als letzter wichtiger Rechtfertigungsgrund ist die *Einwilligung* zu nennen.

Beispiele:
1) Kann eine Tochter für ihren Vater, der sich zur stationären Behandlung im psychiatrischen Krankenhaus befindet, Entscheidungen zu Medikamenten u.Ä. treffen?
   Nein, denn Familienangehörige können grundsätzlich keine wirksamen Einwilligungen erteilen (dies gilt allerdings nicht, wenn Familienangehörige gleichzeitig gesetzliche Betreuer sind). Die Tochter kann daher im psychiatrischen Krankenhaus nicht über die Therapie, insbesondere nicht

über die Gabe von Medikamenten oder gar freiheitsbeschränkenden Maßnahmen bestimmen. Diese Entscheidung kann allein ihr Vater als Patient oder evtl. ein dazu
vom Betreuungsgericht eingesetzter Betreuer treffen.

2) Ein Patient erklärt sich damit einverstanden, im Zimmer
eingeschlossen zu werden.
Dies ist eine zulässige Freiheitsbeschränkung, da er auf
sein Freiheitsrecht durch die Einwilligung verzichtet.
Dies sollte aber sorgfältig dokumentiert werden.

Die Einwilligung muss grundsätzlich vom *Betroffenen*, d.h. vom
Bewohner bzw. Patienten, selbst erklärt werden. *Dritte Personen*,
wie Angehörige, können *keine* wirksame Einwilligung erteilen.
Angehörige sind nur dann zur Einwilligung berechtigt, wenn sie
gleichzeitig *gesetzliche Vertreter*, wie Betreuer, Eltern oder Vor-
mund sind und der Patient oder Bewohner *zusätzlich nicht einwilligungsfähig* ist.
Die Einwilligungsfähigkeit kann *nicht* mit der Geschäftsfähigkeit
gleichgesetzt werden. Trotz fehlender oder eingeschränkter Geschäftsfähigkeit, d.h. selbst bei Geschäftsunfähigkeit oder be-
schränkter Geschäftsfähigkeit, ist ein Bewohner oder Patient *ein-
sichtsfähig* und damit einwilligungsfähig, wenn er in der Lage ist,
die Bedeutung und Tragweite seiner Entscheidung zu erfassen.
Dies bedeutet, dass er *nur in groben Zügen* die Art der medizini-
schen Maßnahme und deren Auswirkungen erfassen können
muss (vgl. Kienzle 2007).
Lediglich bei dringenden Maßnahmen, beispielsweise bei *Lebensgefahr*, muss nach dem *mutmaßlichen Willen* gehandelt werden,
sofern der Betroffene nicht selbst einwilligen kann und auch kein
Betreuer vorhanden oder erreichbar ist. Beim mutmaßlichen Willen muss ermittelt werden, welche Maßnahmen im Interesse des
Bewohners oder Patienten liegen. Hier können, um den mutmaßlichen Willen zu ermitteln, auch die Angehörigen befragt werden.
Im Zweifel ist dahingehend zu entscheiden, wie es im Interesse
des Bewohners liegt: Seine Schmerzen lindern, seine Gesundheit
wieder herstellen, sein Leben retten. Es empfiehlt sich, die Gründe
für eine medizinische Behandlung ohne Einwilligung, insbesondere für die Annahme eines mutmaßlichen Willens und die feh-

lende Möglichkeit, eine Einwilligung einzuholen, schriftlich niederzulegen.

Es muss beachtet werden, dass ein Bewohner, für den eine *Betreuung* besteht, nicht allein deshalb einwilligungsunfähig ist und deshalb „über seinen Kopf hinweg" entschieden werden kann. Es gelten trotzdem noch die obigen Grundsätze, sodass der *natürliche Wille* maßgeblich ist. Wird dieser Grundsatz missachtet, drohen Strafanzeige und die Geltendmachung von Schmerzensgeld.

 Merke

Die Einwilligung kann jederzeit *widerrufen* werden. Dies ist zu beachten, sofern nicht eine Notsituation vorliegt. Nach dem Widerruf sind freiheitsbeschränkende oder medizinische Maßnahmen rechtswidrig und damit strafbar.

2.2 Zivilrechtliche Rechtfertigungsgründe

Im Zivilrecht können Schadensersatzansprüche – solche auf Ersatz des materiellen Schadens und des immateriellen Schadens (Schmerzensgeld) – nur gefordert werden, wenn die Schädigung eines in der Vorschrift des § 823 Abs. 1 BGB genannten Rechtsgutes, d.h. Leben, Freiheit, Körper, Eigentum, Gesundheit oder ein sonstiges Recht (z.B. Persönlichkeitsrecht), erfolgt. Es wird somit durch die Rechtsgutsverletzung die zivilrechtliche Haftung ausgelöst. Der Schadensersatzanspruch entsteht aber nur dann, wenn der Schädiger *widerrechtlich*, d.h. *rechtswidrig*, gehandelt hat. Die Widerrechtlichkeit liegt stets dann vor, wenn *kein Rechtfertigungsgrund* besteht. Derartige Rechtfertigungsgründe können sein: Notwehr, Geschäftsführung ohne Auftrag, Notstand, Einwilligung und Selbsthilfe. Schadensersatz und Schmerzensgeld kann daher nur gefordert werden, wenn „Unrecht" geschehen ist (Geigel/Schlegelmilch 1993), der Betroffene also zu Unrecht geschädigt worden ist. Umgekehrt bestehen keine Ersatzansprüche, wenn der Schädiger die Rechtsgüter des Betroffenen in rechtmäßiger Weise verletzt hat, d.h. durch die Rechtsordnung gewissermaßen entschuldigt ist.

Die zivilrechtlichen Rechtfertigungsgründe werden im Einzelnen wie folgt dargestellt:

2.2.1 Notwehr

> Beispiel:
> Ein Patient versucht, einer Krankenschwester die Schlüssel zu entreißen, und hält sie dabei mit eisernem Griff fest. Die Schwester fordert ihn zunächst dazu auf, von ihr abzulassen. Als dies erfolglos ist, schlägt sie dem Patienten ins Gesicht, wodurch er sie loslässt. Der Patient verlangt später von der Krankenschwester und dem Krankenhaus Schmerzensgeld. Hat er Aussicht auf Erfolg?
> Er wird keinen Erfolg haben, da die Krankenschwester aufgrund des Angriffs dazu berechtigt war, sich zur Wehr zu setzen. Sie musste weitere Gewalt befürchten und durfte daher Gegengewalt ausüben.

§ **Gesetzestext**

Die Notwehr ist in § 227 Abs. 2 BGB mit nachstehendem Wortlaut geregelt:

> „Notwehr ist diejenige Verteidigung, welche erforderlich ist, um einen gegenwärtigen rechtswidrigen Angriff von sich oder einem anderen abzuwenden."

Die Notwehr ist demnach, wie im Strafrecht auch, die *zulässige Verteidigung* gegen einen *gegenwärtigen und rechtswidrigen Angriff*. Angriff ist auch hier die von einem Menschen drohende Verletzung von *geschützten Rechtsgütern* (vgl. Palandt 1996). Rechtsgut kann dabei selbstverständlich ebenso persönliches wie auch fremdes Eigentum sein.

> Beispiele:
> 1) Was kann getan werden, wenn ein Patient – nach einer verbalen Auseinandersetzung mit einem Betreuer – im Zimmer sämtliche Gegenstände seines Mitpatienten (und -bewohners) zerstört?
> Zum Schutz des Eigentums des Mitpatienten können geeignete Maßnahmen ergriffen werden. In Betracht kommt dabei das Einschließen in einen „Time-out-Raum" – oder eine Sedierung. Die Maßnahme muss allerdings in einem

angemessenen Verhältnis zur Gefahr weiterer Beschädigungen stehen.

2) Ein besonders kräftiger Bewohner steht vor einer Mitarbeiterin einer Behinderteneinrichtung und will sie offenkundig angreifen. Ihr Versuch, ihn verbal zu beruhigen, misslingt: Der Heimbewohner will zuschlagen. Deshalb versetzt ihm die Pflegekraft einen Fauststoß in den Bauch, woraufhin der Bewohner von ihr ablässt.

In diesem Fall hatte der Angriff noch nicht tatsächlich begonnen, stand jedoch unmittelbar bevor: Die Pflegekraft war akut gefährdet. Deshalb durfte sie den Fauststoß als – wegen ihrer körperlichen Unterlegenheit – angemessene Abwehrmaßnahme anwenden.

Rechtfertigungsgrund kann aber auch im Zivilrecht nur die erforderliche Verteidigung, die mit angemessenen Mitteln erfolgt, sein. Der Angegriffene muss das am *wenigsten schädliche* oder gefährliche Mittel einsetzen (BGHSt, NJW 1972), darf jedoch dasjenige auswählen, das den Angriff auch tatsächlich abwehren kann. Der Angegriffene, beispielsweise die Pflegekraft, muss somit nicht das Risiko einer nutzlosen Abwehrhandlung eingehen (BGH, NJW 1991). Entscheidend dafür, welches Mittel zur Abwehr des Angriffs eingesetzt werden darf, ist, mit welcher Stärke und Hartnäckigkeit der Angreifer vorgeht.

 Merke

Dies bedeutet: Je stärker der Angriff ist oder je hartnäckiger der Angreifer sich verhält, desto schwerwiegender darf die Gegenwehr sein und kann sogar den Einsatz einer Waffe (auch waffenähnliche Gegenstände wie Stuhlbein, Flasche, Schlüssel) rechtfertigen.

Beispiele:
1) Ein Heilerziehungspfleger betritt morgens das Zimmer und sieht, wie ein Behinderter gerade die Wände mit Kot beschmiert. Als dieser auf das Verbot weiterzumachen nicht reagiert, zieht er den Bewohner von der Wand weg und versetzt ihm mehrere Schläge.

Der Heilerziehungspfleger durfte den Bewohner zwar mit

Gewalt vom Beschmieren der Wände abhalten, allerdings nur durch Festhalten, Wegziehen etc. Die Schläge allerdings waren zum „Schutz des Zimmers" nicht erforderlich – und deshalb rechtswidrig. Der Bewohner kann Schmerzensgeld vom Heilerziehungspfleger fordern.

2) Auf einer Wohngruppe verhalten sich einige geistig behinderte Heimbewohner seit mehreren Tagen sehr aggressiv, jedoch bisher ohne Gewalt gegen die Heilerziehungspfleger anzuwenden. Der Gruppenleiter nimmt ein Elektroschock-Gerät mit zum Dienst und beendet mehrmals aggressive Verhaltensweisen, Drohgebärden und Beschimpfungen der Bewohner in Richtung der Mitarbeiter durch einen Stromschlag an den Armen der Heimbewohner. War diese Maßnahme zulässig?

Die Anwendung technischer Mittel ist nur zur Abwehr von schweren Angriffen, beispielsweise mit Waffen, oder der Gefahr erheblicher Verletzungen, zulässig. Im konkreten Fall erfolgte jedoch nicht einmal ein Angriff, sondern das Gerät wurde „erzieherisch" eingesetzt. Deshalb war diese Maßnahme nicht zulässig und die Bewohner können Schadensersatz (für die Behandlung) und Schmerzensgeld fordern.

 Hinweis

Leider geht die Rechtsprechung davon aus, dass bei Kindern, psychisch kranken oder geistig behinderten Menschen die Abwehr nur eingeschränkt erfolgen oder auf Gegenmaßnahmen ganz verzichtet werden soll. Dies kann selbstverständlich nicht soweit reichen, dass dadurch die eigene Gesundheit oder gar das eigene Leben gefährdet wird.

2.2.2 Notstand

§ **Gesetzestext**

Der zweite wichtige Rechtfertigungsgrund ist der (zivilrechtliche) *Notstand* nach § 228 BGB:

„Wer eine fremde Sache beschädigt oder zerstört, um eine durch sie drohende Gefahr ... abzuwenden, handelt nicht widerrechtlich, wenn ... erforderlich ist und der Schaden nicht außer Verhältnis zu der Gefahr steht."

Diese Vorschrift gestattet die *Zerstörung* oder *Beschädigung* einer fremden Sache zur *Abwendung* einer *Gefahr*. Es gilt jedoch der *Verhältnismäßigkeitsgrundsatz*, d.h., es muss ein angemessenes Verhältnis zwischen Gefahr und Zerstörung (bzw. Beschädigung) bestehen. Dies bedeutet, dass dasjenige Rechtsgut, welches geschützt werden soll, einen größeren materiellen oder immateriellen Wert haben muss als die zerstörte oder beschädigte Sache.

Beispiele:

1) Ein Patient steckt das Zimmer in Brand. Eine herbei eilende Krankenschwester nimmt seinen Mantel und erstickt damit die Flammen.

   Durch den Brand wurde nicht nur Leib und Leben des „zündelnden" Patienten, sondern auch Dritter gefährdet. Die Verwendung des Mantels zur Brandbekämpfung war deshalb durch Notstand gerechtfertigt. Der Schutz des Lebens stellt also einen erheblich höheren Wert dar als der (materielle) des Mantels.

2) Ein Patient in einem psychiatrischen Krankenhaus droht einem Pfleger körperliche Gewalt an, wenn dieser ihm nicht die verschlossene Tür öffnet. Der Patient ist aufgrund des Unterbringungsgesetzes auf Station. Was soll getan werden?

   Sofern Hilfe nicht erreichbar ist und der Patient als gefährlich eingestuft werden kann, kann die Tür ohne haftungsrechtliche Folgen geöffnet werden. Allerdings muss sofort die Polizei benachrichtigt werden, um eine Gefahr für die Allgemeinheit zu vermeiden bzw. zu reduzieren. Vom Personal kann nicht verlangt werden, sich zu „opfern", denn die Polizei hat insofern die bessere Ausbildung und die besseren Möglichkeiten.

---

§ Gesetzestext

Als besondere Form des Notstandes im Zivilrecht ist das Rechtsinstitut der *Geschäftsführung ohne Auftrag* zu nennen. Diese liegt gemäß § 677 BGB vor, wenn jemand

> „... ein Geschäft für einen anderen besorgt, ohne von ihm beauftragt ... zu sein.''

Er ist dazu verpflichtet,

> „... das Geschäft so zu führen, wie das Interesse des Geschäftsherrn mit Rücksicht auf dessen wirklichen oder mutmaßlichen Willen ...''

aussähe. „Geschäft'' ist dabei nicht nur ein Rechtsgeschäft im üblichen Sinn. Bei dieser Art der Tätigkeit handelt es sich um eine „ungebetene Wahrnehmung fremder Interessen'' (Palandt 1996, Einf. § 677, Rdn. 2). Die Geschäftsführung ohne Auftrag ist ein gesetzlicher Auffangtatbestand (ebd.) für Handlungen verschiedener Art: So zählt die ärztliche Behandlung bewusstloser Patienten, das Abhalten einer Person von gefährlichen oder schädigenden Handlungen oder die (unter Umständen mit Zwang) durchgeführte Behandlung eines Verletzten zur Geschäftsführung.

Entscheidend für die Berechtigung zur Geschäftsführung ohne Auftrag ist lediglich, ob die Geschäftsbesorgung zumindest dem *mutmaßlichen Willen* des Betroffenen entspricht. Bedeutsam in der pflegerischen Praxis ist der mutmaßliche Wille des Bewohners oder Patienten. Von diesem ist bei einer *konkreten Gefahr* für den Bewohner oder Patienten auszugehen, da die *Pflicht zur Hilfeleistung* bei Unfällen oder sonstiger Gefahr ausreichender Grund für die Besorgung „fremder Angelegenheiten'' ist (Palandt, § 677, Rdn. 11).

§ Gesetzestext

Die Hilfspflicht ergibt sich deshalb bereits aus der strafrechtlichen Vorschrift der *unterlassenen Hilfeleistung* (§ 323c StGB):

> „Wer bei Unglücksfällen oder gemeiner Gefahr oder Not nicht Hilfe leistet, obwohl dies erforderlich und ihm ... zuzumuten, insbesondere ohne erhebliche eigene Gefahr und ohne Verletzung anderer wichtiger Pflichten möglich ist, wird mit Freiheitsstrafe ... oder mit Geldstrafe bestraft.''

Selbst wenn der Betroffene nicht mit der Geschäftsführung einverstanden ist, muss dies nach der gesetzlichen Regelung in § 679 BGB *nicht beachtet* werden, sofern die Geschäftsbesorgung „im öffentliche Interesse" liegt. Das *öffentliche Interesse* ist anzunehmen bei der Gefahr für Leben und Gesundheit, beispielsweise einem Suizidversuch.

In der Praxis bedeutet dies, dass ein Bewohner oder Patient aufgrund der Geschäftsführung ohne Auftrag

- kurzzeitig zu seinem Schutz oder dem Schutz Dritter fixiert oder medikamentös ruhiggestellt werden darf.
- ein bewusstloser Patient gegen oder ohne seinen Willen medizinisch behandelt werden darf, wenn dadurch sein Leben gerettet wird.

Die Geschäftsführung ohne Auftrag hat für Heilerziehungs- und Altenpflegerinnen sowie für Krankenpflegepersonal zum einen den Vorteil, dass die Handlung durch einen Rechtfertigungsgrund gedeckt ist und damit keine haftungsrechtlichen Folgen entstehen. Zum anderen, dass die Möglichkeit besteht, den Ersatz eventueller (Un-) Kosten aufgrund der Geschäftsführung nach § 683 BGB zu erlangen.

Es muss allerdings festgestellt werden, dass eine *Zwangsbehandlung* mit Psychopharmaka nur

- mit Genehmigung durch das Betreuungsgericht, zumindest durch den Betreuer,
- in *akuten* Notsituationen oder
- bei Bewohnern, die nach dem Unterbringungsgesetz zwangsweise in einer psychiatrischen Einrichtung untergebracht sind,

möglich ist (zusätzlich in akuten Notsituationen unter den auf S. 84 genannten Voraussetzungen, d.h. insbesondere nach vorheriger Verordnung).

Selbst in Notstandssituationen sollte allerdings bei allen freiheitsbeschränkenden Maßnahmen, gleichgültig ob mechanisch oder mittels Psychopharmaka, stets die *Menschenwürde* und das Recht auf *freie Entfaltung der Persönlichkeit* Maßstab sein. Aus diesem Grund können freiheitsbeschränkende Maßnahmen nur mit der Beseitigung einer akuten Gefahr für höherwertige Rechtsgüter, nicht jedoch durch *erzieherische Maßnahmen* gerechtfertigt werden.

Zum Schutz der Würde und des Rechts des Bewohners auf freie Entfaltung der Persönlichkeit einerseits und der Vermeidung strafrechtlicher Sanktionen gegen das Pflegepersonal andererseits sollten Maßnahmen zu dessen Schutz abgestuft und auf die jeweilige Situation angepasst erfolgen: Bei *aggressivem Verhalten* sind zuerst die Ursachen festzustellen woraus sich in der Praxis oft – selbstverständlich nicht immer – Möglichkeiten ergeben sollten, sinnvoll auf aggressive Handlungen zu reagieren und geeignete Maßnahmen zur Vorbeugung zu finden.

2.2.3 Einwilligung

Ein weiterer zivilrechtlicher Rechtfertigungsgrund ist die *Einwilligung*. Jeder Mensch kann in die Verletzung bzw. Vernichtung seiner Rechtsgüter einwilligen. Wer in eine Rechtsgutsverletzung wirksam einwilligt, erleidet kein Unrecht (Geigel/Schlegelmilch 1993). Eine Einwilligung ist nur dann nicht möglich, wenn sie gegen die guten Sitten verstößt (ebd.). Deshalb kann in eine Tötung nicht und in eine Körperverletzung nicht immer eingewilligt werden.

Beispiele:
1) Ein Bewohner bemerkt, dass er bald „ausrastet". Er willigt daher ein, im Zimmer eingeschlossen zu werden. Kann er nach dem Einschließen das Personal zur Verantwortung ziehen?
   Nein, da er selbst das Einschließen genehmigt hat. Hätte er die Einwilligung nicht erteilt, wäre das Pflegepersonal trotzdem während des „Ausrastens" zum Einschließen berechtigt gewesen, um andere zu schützen. Dies selbstverständlich nur dann, wenn kein milderes Mittel zur Verfügung gestanden hätte.
2) Ein voll einsichtsfähiger Patient erklärt bei Aufnahme in das Krankenhaus (Suchtstation) seine Zustimmung, dass eventuell bei ihm aufgefundene alkoholische Getränke,

> Drogen etc. vernichtet werden können. Darf der Wodka,
> der in seinem Gepäck gefunden wird, weggeschüttet wer-
> den?
> Der Wodka darf weggeschüttet werden, da das Eigentum
> eines derjenigen Rechtsgüter darstellt, auf welche wirksam
> verzichtet werden kann beziehungsweise deren Verletzung
> durch die Einwilligung gedeckt ist.

Hinweis

Die Einwilligung muss allerdings *freiwillig* erfolgen, und der Betroffene muss *einwilligungsfähig* sein (vgl. Kienzle 2007).

2.2.4 Selbsthilfe

§ **Gesetzestext**

Die Widerrechtlichkeit einer Rechtsgutsverletzung kann entfallen, wenn der „Täter" im Wege der *Selbsthilfe* nach § 229 BGB
handelt:

> Wer zum Zwecke der Selbsthilfe eine Sache wegnimmt,
> zerstört oder beschädigt oder wer zum Zwecke der Selbst-
> hilfe einen Verpflichteten, welcher der Flucht verdächtig
> ist, festnimmt oder den Widerstand des Verpflichteten
> gegen eine Handlung, die dieser zu dulden verpflichtet
> ist, beseitigt, handelt nicht widerrechtlich, wenn obrigkeit-
> liche Hilfe nicht rechtzeitig zu erlangen ist und ohne so-
> fortiges Eingreifen die Gefahr besteht, dass die Verwirk-
> lichung des Anspruchs vereitelt oder wesentlich erschwert
> werde.

Die Selbsthilfe ist zulässig für denjenigen, der einen Anspruch
hat, der nicht rechtzeitig mit Hilfe der Gerichte oder Behörden
durchgesetzt werden kann. Sie kann daher nur dort Anwendung
finden, wo die *Gefahr* einer *Vereitelung* des Anspruchs droht. Im
Wege der Selbsthilfe kann die *Beschädigung* einer fremden *Sache*
(z.B. Aufbrechen einer Schranktür) oder die *Festnahme* einer
Person (z.B. bei Fluchtgefahr) gerechtfertigt werden.

Beispiele:
Beim begleiteten Ausgang versucht ein Patient aus dem Maßregelvollzug zu flüchten. Der anwesende Krankenpfleger hält
ihn fest und zerreißt dabei dessen Jacke. Kann der Patient
Schadensersatz fordern?
Ein Schadensersatzanspruch steht dem Patienten nicht zu. Er
selbst handelte widerrechtlich und der Krankenpfleger musste
ihn zurückhalten, da durch die Flucht auch Gefahr für die
Allgemeinheit bestand. Seine Handlung, d.h. das Festhalten,
war durch Selbsthilfe und Notstand gerechtfertigt.

2.2.5 Fazit

Bei allen genannten Rechtfertigungsgründen fehlt die Widerrechtlichkeit der Schädigung, sodass keine Haftung des Pflegepersonals,
d.h. Zahlung von Schadensersatz und/oder Schmerzensgeld, möglich ist. Liegt allerdings keiner dieser Rechtfertigungsgründe vor,
kommt eine zivilrechtliche Haftung, unter Umständen neben der
strafrechtlichen, in Betracht.

3 Gewalt im ambulanten Bereich

Gerade im ambulanten Pflegebereich berichten Pflegekräfte von vielfältigen Formen der Gewalt. Dies sind beispielsweise aggressive Angehörige, Misshandlung der Pflegebedürftigen durch Angehörige, Aggressionen der „Kunden" gegenüber Mitarbeitern des ambulanten Dienstes. Die Situation wird dadurch verschärft, dass die Pflegenden insbesondere durch die Arbeitgeber in diesen Situationen mehrheitlich allein gelassen werden, selten Schutz durch den Arbeitgeber erfahren. Grund ist meist, dass der Pflegedienst oder die Sozialstation befürchtet, dass die Kunden durch Schutzmaßnahmen zugunsten der Pflegekräfte bestehende Verträge kündigen. Diese Vorgehensweise ist allerdings rechtlich nicht korrekt. Wie ist die Situation aber rechtlich korrekt zu bewerten bzw. welche Ansprüche haben die Mitarbeiter des ambulanten Pflegedienstes?

Grundsätzlich stehen den Pflegenden im ambulanten Bereich dieselben Rechte, wie in Kapitel II.2 und II.6 dargestellt, zu. Dies bedeutet, dass gegenüber aggressiven Angehörigen oder Pflegebedürftigen auch das Notwehrrecht etc. gilt. Wichtig ist in der Praxis auch zu wissen, dass jedem Pflegenden das Recht zusteht, bei Gesundheitsgefährdung durch aggressive Handlungen ebenso wie bei sexuellen Übergriffen oder unwürdiger Behandlung (beispielsweise mittels Beleidigungen) die Wohnung des Pflegebedürftigen zu verlassen, um die eigene körperliche Integrität oder das Persönlichkeitsrecht zu schützen. Zu trennen ist bei verbalen Beleidigungen allerdings das nur durch die Erkrankung induzierte Verhalten von Persönlichkeitsrechtsverletzungen durch Angehörige oder Pflegebedürftige, welche nicht krankheitsbedingt sind. Zu dokumentieren ist jedoch alles. Das Verlassen der Wohnung ist notwendiger und rechtlicher Eigenschutz und kann entgegen der weitverbreiteten Ansicht nicht zum Vorwurf der „unterlassenen Hilfeleistung" führen. Kein Mitarbeiter eines ambulanten Pflegedienstes muss sich beleidigen oder verletzen lassen!

Zusätzlich hat der Pflegedienst bzw. dessen (Geschäfts-)Leitung die Verpflichtung, die Mitarbeiter, also die Pflegenden, aufgrund der arbeitsrechtlichen Fürsorgepflicht soweit möglich zu schützen (vgl. Kap. II.5). Zum Schutz ist der Pflegedienst auch im Rahmen der gesetzlichen Unfallversicherung, im Zusammenhang mit der Prävention von Arbeitsunfällen sowie aufgrund des Arbeitsschutzgesetzes verpflichtet.

Schließlich sollte jeder Mitarbeiter, der sich mit Beleidigungen oder tätlichen Übergriffen von Angehörigen konfrontiert sieht, ernsthaft eine Strafanzeige (auch gegen den Willen des Arbeitgebers) prüfen.

4 Dokumentation

Die sicherste Methode, sich vor unberechtigten Vorwürfen, insbesondere Schadensersatzansprüchen, zu schützen oder den Vorwurf einer strafbaren Handlung zu entkräften, ist eine ausführliche *Dokumentation*. Damit ist es in der Regel möglich, ordnungsgemäßes Verhalten nachzuweisen und den Vorwurf von Pflichtverletzungen zu entkräften. Dies gilt besonders bei aggressivem Verhalten eines Bewohners bzw. Patienten. Derartige Vorfälle sollten genau schriftlich festgehalten und dabei auch die eigene Reaktion beschrieben und begründet werden. Von erheblicher Bedeutung ist in diesem Zusammenhang die eindeutige Wortwahl. Insbesondere zur Begründung von eigenen (Gegen-) Maßnahmen ist beispielsweise eine Formulierung wie „aggressiv" nicht ausreichend, sondern die Art der Aggression muss genau beschrieben werden. Eine Formulierung könnte beispielsweise lauten „Patient war fremdaggressiv und hat dabei andere Patienten verletzt". Insbesondere bei der möglicherweise späteren gerichtlichen Überprüfung muss sich aus der Formulierung ergeben, weshalb Maßnahmen aufgrund von Notwehr oder Notstand gerechtfertigt bzw. Ordnungsmaßnahmen im Maßregelvollzug erforderlich waren. Dies auch dann, wenn die Aggression nur „geringfügig" ausfiel. Sofern Gegenmaßnahmen, beispielsweise im Rahmen der Notwehr, erforderlich waren und dabei der Patient bzw. Bewohner verletzt wurde, kann die gründliche Dokumentation der „Vorgeschichte" nachzuweisen helfen, dass der Bewohner oder Patient nicht misshandelt wurde, sondern generell zu Aggressionen neigt und der aktuelle Vorfall nur das (vorläufige) Ende einer Reihe von aggressiven Ereignissen war. Zusätzlich kann – und muss – dargelegt werden, weshalb die ergriffene Maßnahme aufgrund der Umstände erforderlich war.

⚡ Warnung

Bei einer unterlassenen Dokumentation kann es u. U. zu einer *Umkehr der Beweislast* kommen. In diesem Zusammenhang ist der sogenannte *Anscheinsbeweis* zu nennen. Bei typischen Geschehensabläufen kann man aufgrund des „ersten Anscheins" davon ausgehen, dass ein Verschulden, hier des Pflegepersonals, vorliegt. Dies bedeutet, dass bei einer Verletzung eines Bewohners durch das Pflegepersonal der erste Anschein dafür sprechen könnte, dass dieser „grundlos" misshandelt wurde. Durch die Umkehr der Beweislast muss das Personal u. U. nachweisen, dass der Bewohner bzw. Patient nicht misshandelt, sondern im Rahmen einer von ihm ausgegangenen aggressiven Handlung verletzt wurde. Dies ist vor allem mit einer ordnungsgemäßen, d.h. ausführlichen und zeitnahen Dokumentation möglich.

Beispiel:
Eine Tochter besucht ihre Mutter im Heim. Sie stellt dabei ein Hämatom am Arm fest. Sie geht sofort davon aus, dass ihre Mutter misshandelt worden ist. Die Tochter weiß nicht, dass ihre Mutter nachts versucht hat, eine alleine anwesende Altenpflegerin mit ihrem Stock zu schlagen.
Sofern die Altenpflegerin den Vorfall dokumentiert und gleichzeitig schriftlich niedergelegt hat, dass das Hämatom entstand, als sie die Heimbewohnerin am Arm festhielt, um nicht geschlagen zu werden, ist die Ursache geklärt. Ohne die Dokumentation hätte der Beweis des ersten Anscheins dafür gesprochen, dass die Bewohnerin zumindest durch Unachtsamkeit verletzt worden ist.

 Merke

Die Dokumentation stellt folglich gerade im Umgang mit alten, behinderten oder psychisch kranken Menschen ein wesentliches Instrument zur eigenen Absicherung dar – sowohl gegenüber dem Arbeitgeber als auch den Angehörigen u.a.

5 Arbeitsrechtlicher Schutz des Personals

Der Reaktion gegenüber dem Bewohner bzw. Patienten sind arbeitsrechtliche Grenzen gesetzt. Ist sie jedoch angemessen, kann sie nicht zu Sanktionen des Arbeitgebers führen. Die Betreuung kranker, behinderter und alter Menschen erfordert naturgemäß ein gewisses Maß an Toleranz, sodass der Arbeitgeber erwarten kann, dass nicht jede Form der Aggression mit einer „Gegenaggression" beantwortet wird. Andererseits kann vom Mitarbeiter eines Heims oder Krankenhauses nicht gefordert werden, dass er jede Aggression duldet und selbst Angriffe gegenüber seiner körperlichen Integrität akzeptiert, sich von Bewohnern oder Patienten verletzen lässt. Hier stehen den Rechten der Bewohner bzw. Patienten auf menschenwürdige Behandlung (Art. 1 GG), körperliche Unversehrtheit (Art. 2 Abs. 1 GG) und freie Entfaltung seiner Persönlichkeit (Art. 2 Abs. 1 GG) die entsprechenden Rechte des Betreuungspersonals, insbesondere auf deren eigene körperliche Unversehrtheit gegenüber. Aus diesem Grund und aus der Vorschrift des § 618 BGB hat der Arbeitnehmer aus der Fürsorgepflicht des Heim- oder Krankenhausträgers einen Anspruch auf Schutz vor Aggressionen (vgl. Kienzle 1998). Nach § 618 Abs. 1 BGB hat der Arbeitgeber den Arbeitsplatz so zu gestalten, dass der Verpflichtete gegen Gefahr für Leben und Gesundheit soweit geschützt ist, als die Natur der Dienstleistung es gestattet. Im Rahmen der Fürsorgepflicht hat der Arbeitgeber sich folglich so zu verhalten, dass er die schützenswerten Interessen des Arbeitnehmers beachtet (Böhme 1998). Der Arbeitgeber muss daher einen angemessenen, d.h. auch effektiven, Schutz gewährleisten.

Dies bedeutet, dass der Mitarbeiter fordern – und gegebenenfalls vor dem Arbeitsgericht durchsetzen – kann, dass er *nur nicht vermeidbaren Gefahren* ausgesetzt wird. In extremen Fällen muss daher zum Schutz der Mitarbeiter des Heims oder Krankenhauses

- eine Verlegung des Bewohners oder Patienten auf eine andere Station oder Gruppe bzw. in eine andere Einrichtung oder
- eine Maßnahme zur „Ruhigstellung" des Bewohners oder Patienten

erfolgen.

 Merke

Pflegekräften darf nicht vom Arbeitgeber zugemutet werden, dass sie körperlich oder psychisch geschädigt werden.

Zum Schutz der Arbeitnehmer vor gesundheitlichen Gefahren wurde das Arbeitsschutzgesetz (ArbSchG) erlassen. Mit dem Arbeitsschutzgesetz wird das Ziel verfolgt, die Sicherheit und den Gesundheitsschutz der Arbeitnehmer durch Maßnahmen des Arbeitsschutzes zu verbessern (§ 1 Abs. 1 ArbSchG). Nach § 3 ArbSchG trägt der Arbeitgeber die *Verantwortung* für den Arbeitsschutz in seinem Betrieb und muss nach § 3 Abs. 2 ArbSchG eine geeignete *Organisation* für den Arbeitsschutz schaffen. Außerdem obliegt ihm gemäß § 4 ArbSchG,

- die Arbeit so gestalten, dass eine *Gefährdung* für die Gesundheit möglichst vermieden bzw. eine verbleibende Gefährdung soweit möglich verringert wird,
- Gefahren an ihrer Quelle zu bekämpfen,
- *allgemeine* Schutzmaßnahmen vorrangig vor *individuellen* Schutzmaßnahmen zu treffen,
- spezielle Gefahren für besonders *schutzwürdige Beschäftigte* zu berücksichtigen und
- den Mitarbeitern geeignete *Anweisungen* zu geben.

Die Unterweisung bzw. die Pflicht zu Anweisungen ist als umfassende Pflicht geregelt: Der Arbeitgeber muss nicht nur Informationen weitergeben, sondern sich auch vergewissern, dass die Informationen vom Arbeitnehmer verstanden wurden. Er hat dafür zu sorgen, dass jeder Arbeitnehmer zum Zeitpunkt seiner Einstellung, einer Versetzung oder einer Veränderung seines Aufgabenbereiches oder der Einführung oder Änderung von Arbeitsmitteln eine ausreichende Unterweisung über die Sicherheit und den Gesundheitsschutz erhält. Die Pflicht zur Unterweisung ergibt sich nicht nur aus dem neuen Arbeitsschutzgesetz, sondern auch aus der vertraglichen Fürsorgepflicht des Arbeitgebers (Vogl 1996). Dies bedeutet hinsichtlich des Umgangs mit Aggressionen, dass im Rahmen der *innerbetrieblichen Fortbildung* Kurse zum Umgang mit Aggressionen (insbesondere auch bzgl. deren Prophylaxe, dem Verhalten in einer aggressionsgeladenen Situation und dem Meldeverfahren danach) gegeben werden müssen. Hierzu zählt auch eine Weiterbildung in Deeskalationstechniken und eine geeignete, also effektive und der Klientel angepasste Schulung in Techniken zur Abwehr von körperlichen Angriffen.

Nach § 5 Abs. 1 ArbSchG ist der Arbeitgeber zur Beurteilung der Arbeitsbedingungen verpflichtet. Er muss dabei die mit der Arbeit verbundene Gefährdung ermitteln und feststellen, welche Maßnahmen erforderlich sind. Eine Gefährdung des Personals kann sich gemäß § 5 Abs. 3 ArbSchG u.a. aus

- der Gestaltung und der Einrichtung der Arbeitsstätte,
- der Gestaltung von Arbeitsabläufen und Arbeitszeit und deren Zusammenwirken,
- unzureichender Qualifikation und Unterweisung der Beschäftigten

ergeben. Zur Ermittlung und Beurteilung der Gefährdung des Personals ist das Heim bzw. Krankenhaus nach § 6 ArbSchG zur Dokumentation der Gefährdung verpflichtet. In der Praxis bedeutet dies, dass eine Risikoanalyse (hier bzgl. aggressiver Handlungen der Bewohner bzw. Patienten), insbesondere aufgrund nachfolgender Kriterien erstellt werden muss:

- besondere Eigenschaften im Verhalten der jeweiligen Bewohner bzw. Patienten, insbesondere Neigung zu aggressiven Handlungen unter Berücksichtigung der entsprechenden Erfahrungen in der Vergangenheit,
- Ermittlung der darauf basierenden Gruppengröße,
- Feststellung der Art der Beschäftigung oder Betreuung, die zur Minimierung des Aggressionspotenzials angezeigt ist.

In diesem Zusammenhang verpflichtet § 6 Abs. 2 ArbSchG auch zur Dokumentation der Unfälle, bei denen ein Beschäftigter verletzt oder gar getötet wird. Die getroffenen Maßnahmen müssen auf ihre Wirksamkeit hin überprüft und gegebenenfalls den veränderten Gegebenheiten angepasst werden (§ 3 Abs. 1 Satz 2 ArbSchG). Zum Arbeitsschutz zählen folglich u.a. Maßnahmen zur Verhütung von *Arbeitsunfällen* und arbeitsbedingten *Gesundheitsgefahren*, einschließlich einer menschengerechten Gestaltung der Arbeit. Die Dokumentation der Gefährdung ist Teil der von den Berufsgenossenschaften empfohlenen Gefährdungsbeurteilung (Richter et al. 2001).

Nach § 4 Ziff. 6 ArbSchG sind spezielle Gefahren für besonders schutzbedürftige Beschäftigtengruppen zu berücksichtigen. Dies bedeutet, dass in Ausbildungsbereichen die Ausbildungsstelle gegenüber den Auszubildenden eine besondere Fürsorgepflicht hat. Diese geht sogar über die für Arbeitnehmer geltende Fürsorgepflicht (§§ 611, 618 BGB) und die Schutzvorschriften in Einzelgesetzen hinaus. Die Ausbildungsträger (Heime, Krankenhäuser, Sozialstationen etc.) müssen nach § 4 Ziff. 6 ArbSchG die besondere Situation des Schülers, insbesondere seine Unerfahrenheit im Umgang mit Bewohnern und Patienten, berücksichtigen. In diesem Zusammenhang ist auch ein besonderer Schutz gegenüber aggressiven Bewohnern bzw. Patienten erforderlich (s.u.).

Das Arbeitsschutzgesetz und die Verordnungen hierzu regeln auch die *persönliche Schutzausrüstung*. Diesbezüglich gilt nach der PSA-Benutzungsverordnung (=Verordnung über Sicherheit und Gesundheitsschutz bei der Benutzung persönlicher Schutzausrüstungen bei der Arbeit): Unter persönlicher Schutzausrüstung ist jede Ausrüstung zu verstehen, die getragen wird, um den Arbeitnehmer vor Gefährdungen zu schützen (§ 1 PSA-BV). Unter den Begriff fallen folglich im Pflegebereich z.B. Einmalhandschuhe. Der Arbeitgeber muss diejenigen Schutzausrüstungen auswählen, die tatsächlich Schutz vor den konkreten Gefahren bieten, also für die jeweiligen Bedingungen geeignet sind, die am Arbeitsplatz wirklich herrschen. Die Schutzausrüstung muss individuell für den jeweiligen Beschäftigten angepasst sein und ist grundsätzlich für den Gebrauch einer Person bestimmt (Wlotzke 1997). Die Verordnung geht wie das Arbeitsschutzgesetz davon aus, dass die persönliche Schutzausrüstung nur für einzelne Beschäftigte und spezielle Gefahrensituationen bestimmt sein kann (§ 4 Nr. 5 ArbSchG). Bei einer Gefährdung mehrerer Arbeitnehmer müssen die gesundheitlichen Gefahren durch andere Schutzmaßnahmen verhindert bzw. beseitigt werden.

Zur Abwehr bestehender Sicherheits- und Gesundheitsgefahren hat das Arbeitsschutzgesetz besondere Rechte für die Arbeitnehmer vorgesehen. Gemäß § 17 ArbSchG können die Beschäftigten aufgrund konkreter Gefahren beim Arbeitgeber *Beschwerde* erheben. Bleibt diese erfolglos, können sich die Arbeitnehmer an die zuständige Behörde wenden. Dabei müssen sie keine Nachteile, beispielsweise eine Kündigung, befürchten. In extremen Fällen hat der Arbeitnehmer sogar ein Zurückbehaltungsrecht, d.h. er darf die Arbeit im gefährdeten Bereich verweigern.

Eine besondere Form des Arbeitsschutzes muss gegenüber schwangeren Arbeitnehmerinnen geleistet werden. Da nach der Anlage 2 zur MuSchArbV (vgl. Kienzle 1998) schwangere Beschäftigte keinen physikalischen Schadfaktoren ausgesetzt werden dürfen, kann eine Auslegung der Schutzvorschriften vor dem Hintergrund der Fürsorgepflicht nur dazu führen, dass eine solche Mitarbeiterin im Heim oder Krankenhaus gleichfalls vor Aggressionen Dritter (hier insbesondere von Patienten in psychiatrischen Krankenhäusern oder behinderten Menschen in Einrichtungen der Behindertenhilfe) geschützt werden muss. Daraus folgt sogar ein Anspruch auf Versetzung auf eine andere Station oder Gruppe.

Eine weitere Form des arbeitsrechtlichen Schutzes vor Aggressionen ist das Jugendarbeitsschutzgesetz (JArbSchG), das zuletzt mit Wirkung vom 1.3.1997 geändert wurde (ebd.).

Definition

Das Jugendarbeitsschutzgesetz enthält u.a. Regelungen

* zur Art der Tätigkeit,
* zur gesundheitlichen Betreuung.

Da der *Art der Beschäftigung* beim Gesundheitsschutz des Jugendlichen große Bedeutung zukommt, enthält das Jugendarbeitsschutzgesetz hierzu einige Regelungen. Jugendliche dürfen gemäß § 22 Abs. 1 JArbSchG nicht mit Arbeiten beschäftigt werden,

* die ihre physische und psychische Leistungsfähigkeit übersteigen (Nr. 1),
* die mit Unfallgefahren verbunden sind, die ein Jugendlicher aufgrund mangelnden Sicherheitsbewusstseins oder wegen feh-

lender Erfahrung nicht erkennen oder nicht abwenden kann (Nr. 3).

⚡ **Warnung**

Insbesondere der besondere Schutz vor „Unfallgefahren" erfordert es, dass der Arbeitgeber Jugendliche besonders vor Aggression durch Heimbewohner bzw. Patienten schützt und sie dazu vor allem hinsichtlich der Prophylaxe und erforderlicher Maßnahmen bei drohender Gefahr sachgerecht aufklärt.

Wird ein Mitarbeiter bei aggressiven Handlungen von Heimbewohnern oder Patienten verletzt, handelt es sich gemäß § 8 SGB VII um einen *Arbeitsunfall*, d.h. um einen Unfall infolge einer versicherten Tätigkeit. Dabei ist wichtig, dass dann auch eine unverzügliche Meldung des Arbeitgebers an die zuständige Berufsgenossenschaft erfolgt und die verletzte Pflegekraft zur Behandlung der Verletzungen einen Facharzt aufsucht, der als Durchgangsarzt seitens der Berufsgenossenschaften anerkannt ist. Dieser wird dann gleichfalls Meldung bei der Berufsgenossenschaft machen und die Behandlung auch dort abrechnen.

Dies alles bedeutet, dass der Mitarbeiter in einem Heim oder Krankenhaus möglichen Aggressionen nicht schutzlos ausgeliefert ist, sondern von seinem Arbeitgeber, d.h. dem jeweiligen Träger, einfordern kann, ausreichend vor Aggressionen geschützt zu werden. Dieser Anspruch kann gegebenenfalls vor dem Arbeitsgericht durchgesetzt werden. In extremen Fällen muss daher zum Schutz der Mitarbeiter des Heims oder Krankenhauses

- eine Verlegung des entsprechenden Bewohners oder Patienten auf eine andere Station oder Gruppe bzw. in eine andere Einrichtung erfolgen, oder
- eine Maßnahme zur „Ruhigstellung" des Bewohners oder Patienten erfolgen.

Für den Träger bedeutet dies zudem, dass er folgende Maßnahmen ergreifen muss:

- Empfehlungen herausgeben, wie mit Aggressionen umgegangen werden soll,
- Regelungen erarbeiten über die Art und das Ausmaß von Unterstützungen, die der Mitarbeiter bei Aggressionen erhält,

- Anordnungen erlassen zur regelmäßigen Überprüfung der Krankenakten von auffälligen Bewohnern bzw. Patienten,
- Anleitungen herausgeben über die Einbeziehung der Polizei und grundsätzliche Absprachen mit dieser,
- Regelungen treffen hinsichtlich Sanktionen gegenüber aggressiven Bewohnern bzw. Patienten und deren Veröffentlichung innerhalb des Heims oder der Klinik,
- Fortbildungen anbieten in Methoden der Deeskalation und geeigneter Abwehrtechniken,
- Meldung bei Verletzung des Mitarbeiters bei der zuständigen Berufsgenossenschaft (vgl. Breakwell 1998).

Selbstverständlich muss die Organisation so gestaltet sein, dass Beschwerden der Mitarbeiter bzw. Meldungen über Aggressionen kurzfristig bearbeitet werden und Reaktionen zum Schutz der Mitarbeiter unmittelbar erfolgen.

Als weitere Schutzmaßnahmen für die Mitarbeiter sind nach Breakwell (ebd.) auch sinnvoll:

- Installation eines Alarmsystems,
- Einrichten von „Schutzräumen", in welche Mitarbeiter sich bei Aggressionen zurückziehen und Hilfe rufen können,
- Verbesserung des Informationsflusses zwischen den Mitarbeitern und den Vorgesetzten,
- Erhöhung der Anzahl der Mitarbeiter in Bereichen mit erhöhter Aggressionsfallzahl,
- Reduzierung von Überstunden,
- Einsetzen von Expertenteams zur Suche nach Lösungen bei schwierigen Bewohner bzw. Patienten,
- Aufbau eines Sicherheitsdienstes.

Dies alles darf nicht nur vor dem Hintergrund der Pflichten aus dem Arbeitsschutzgesetz gesehen werden, sondern eben auch als Qualitätsmerkmal, denn zu erfolgreichem Qualitätsmanagement gehört selbstverständlich auch die Mitarbeiterzufriedenheit. Dazu zählt natürlich auch die Betreuung von Mitarbeitern nach Übergriffen und deren Beratung.

Aggressionen sind eng verknüpft mit der *Sicherheitskultur* einer Einrichtung. Zur Entwicklung von Strategien gegen Aggressionen muss diese daher überprüft werden. Zur Selbsteinschätzung und zur Frage, ob die jeweilige Einrichtung bzw. deren Träger hinreichend die Interessen seiner Mitarbeiter berücksichtigt, sie somit ausreichend vor den Gefahren ihres Berufes schützt, kann der Fragebogen von Breakwell (1998) in abgewandelter Form dienen:

1. Tragen die Vorgesetzten der Tatsache Rechnung, dass Sie während Ihrer Arbeit Gefahr laufen, Opfer eines Übergriffs zu werden?
2. Ist Ihnen bekannt, wie Sie vorgehen müssen, wenn Sie denken, dass Sie gleich mit einer Gewaltsituation konfrontiert werden?
3. Ist Ihnen bekannt, was Sie tun müssen, wenn Sie einen gewaltsamen Übergriff erlitten haben, bei dem Sie jedoch nicht körperlich verletzt worden sind?
4. Wissen Sie, was Sie tun müssen und dürfen, wenn Sie angegriffen werden?
5. Gibt es für den Fall eines Angriffs ein Meldeverfahren, das Ihnen bekannt gemacht wurde?
6. Liegt die Verantwortung für die Sicherheitspolitik in den Händen von eigens dafür eingesetzten Personen?
7. Glauben Sie, dass das Management diejenigen Gefahren, welchen Sie ausgesetzt sind, kennt?
8. Sind die Vorgesetzten dazu bereit, die Risiken für das Pflegepersonal ausreichend zu berücksichtigen?
9. Richtet man sich nur oberflächlich nach den Sicherheitsrichtlinien?
10. Ignoriert man den Rat externer Experten zu Sicherheitsfragen?
11. Werden kleinere Aggressions-Vorfälle ignoriert?
12. Werden Fortbildungskurse zum Umgang mit Aggressionen angeboten?
13. Werden Mitarbeiter nach Übergriffen seitens der Bewohner bzw. Patienten „allein gelassen"?
14. Verhalten sich Vorgesetzte defensiv gegenüber Kritik bzgl. der Prophylaxe von Aggressionen oder Maßnahmen im Anschluss daran?

Fazit: *Verantwortlich* für die geschilderte Prävention und den Schutz der Mitarbeiterinnen ist der Arbeitgeber, d.h. die Krankenhaus- oder Heimleitung sowie die sonstigen Führungskräfte (wie Wohnbereichs-, Gruppen- oder Stationsleitung).

6 Rechtliche Reaktions-möglichkeiten

6.1 Strafanzeige

Selbstverständlich können sich auch Pflegekräfte mit den Mitteln unseres Strafrechts zur Wehr setzen, d.h. mit Strafanzeige und Strafantrag auf Verletzungen durch einen Heimbewohner oder Patienten reagieren. Dies erscheint aber nur dann sinnvoll, wenn dadurch eine „erzieherische" Wirkung erreicht werden kann; der Bewohner oder Patient dadurch also zu angemessenem Verhalten veranlasst wird oder zu erwarten ist, dass der Bewohner oder Patient strafrechtlich zur Verantwortung gezogen wird.

Dies ist aber grundsätzlich nur möglich, wenn der Bewohner oder Patient *schuldfähig* ist. Bei einer Schuldunfähigkeit, insbesondere bei schweren Formen von psychischer Erkrankung bzw. seelischer oder geistiger Behinderung, erfolgt selbstverständlich mangels Verantwortlichkeit keine Bestrafung. Bei Personen, die nur deshalb nicht bestraft werden können, weil sie schuldunfähig sind, jedoch die Gefahr weiterer Straftaten (wie beispielsweise Körperverletzung) besteht, sieht das Strafrecht die Möglichkeit einer geschlossenen Unterbringung im *Maßregelvollzug*, also in der forensischen Psychiatrie, vor. Unter diesem Gesichtspunkt kann selbst bei Schuldunfähigen eine Strafanzeige sinnvoll sein.

 Merke

Über eine beabsichtigte Strafanzeige sollte allerdings der Arbeitgeber informiert werden, um arbeitsrechtliche Probleme bereits im Vorfeld zu vermeiden – auch wenn er ein Verbot indes nicht aussprechen kann.

6.2 Schadensersatz

Unabhängig von einer Strafanzeige steht jedem Mitarbeiter bei erlittenen Verletzungen das Recht zu, Schadensersatz und/oder Schmerzensgeld aufgrund der Vorschriften über die *unerlaubte Handlung* (§§ 823 ff. BGB) zu fordern. Diese greifen bei Verletzung der in § 823 Abs. 1 BGB geschützten Rechtsgüter „Körper" und „Gesundheit". Ein Ersatzanspruch kann allerdings nur durchgesetzt werden, sofern der Bewohner oder Patient *deliktsfähig*, d.h. zivilrechtlich verantwortlich ist. Die Deliktsfähigkeit entfällt aber bei schweren psychischen Erkrankungen bzw. seelischen oder geistigen Behinderungen.

Ein weiteres Problem bei der Durchsetzung der Ansprüche könnte sein, dass der Schädiger, d.h. der Bewohner oder Patient, kein nennenswertes Vermögen bzw. Einkommen hat. In diesen Fällen ist die Geltendmachung eines Schadensersatzanspruchs sinnlos, da „nichts zu holen" ist.

 Merke

In jedem Fall sollte auch vor der Geltendmachung von Schadensersatz und Schmerzensgeld die Heim- bzw. Krankenhausleitung informiert werden. Auch ist es angebracht, darauf hinzuweisen, dass der Arbeitgeber im Rahmen seiner *Fürsorgepflicht* bei Sachschäden (Kleidung, Pkw, Armbanduhr etc.) einen wirtschaftlichen Ausgleich zu schaffen hat.

Dabei muss zwischen der Beschädigung des „normalen" Eigentums und Schäden z.B. an Kraftfahrzeugen unterschieden werden, wobei im Einzelnen gilt:

Im Umgang mit aggressiven Bewohnern und Patienten ist es unvermeidlich, dass Sachschäden am Eigentum des Mitarbeiters entstehen. Dabei kann es sich um die Brille, die Armbanduhr, die Kleidung oder um Schmuck handeln. Grundsätzlich besteht in derartigen Fällen ein Anspruch gegen den Bewohner bzw. Patienten auf *Schadensersatz*. Dieser lässt sich in der Praxis jedoch wegen der häufig vorhandenen Vermögenslosigkeit des „Täters" nicht verwirklichen. Deshalb erhebt sich die Frage, ob und ggf. in welchem Umfang der Arbeitgeber stattdessen Ersatz leisten muss.

Eindeutig besteht ein Anspruch im Falle des *Verschuldens des Arbeitgebers*, d.h., wenn diesem zumindest *Fahrlässigkeit* vorgeworfen werden kann. Dies ist beispielsweise bei unterlassenem Hinweis auf das Vorliegen einer Gefährdung gegeben. Ohne Verschulden hat der Arbeitgeber aber nur dann Ersatz zu leisten, wenn der Schaden bei einer gefährlichen Arbeit entstanden ist und ungewöhnlich war (BAG AP Nr. 2 zu § 611 BGB Gefährdungshaftung = BAGE (GS) 12, 15; Nr. 3 zu § 611 BGB Gefährdungshaftung). Für sogenannte eingebrachte Sachen trifft nach Schaub (1989) den Arbeitgeber eine *Obhuts- und Verwahrungspflicht* bei

- persönlich unentbehrlichen,
- unmittelbar arbeitsdienlichen, aber nicht notwendigen und
- mittelbar arbeitsdienlichen Sachen.

Dabei sind persönlich unentbehrliche Sachen solche, welche der Arbeitnehmer benötigt, um zur Arbeitsstelle zu kommen (wie Pkw, Fahrrad, Motorrad etc.), oder, um zur Arbeitsleistung fähig zu sein. Zu Letzterem zählt naturgemäß die *Kleidung*, sowohl Arbeitskleidung als auch normale Straßenkleidung. Ebenso zählen zu den persönlich unentbehrlichen Sachen ein *angemessener Geldbetrag* und eine *Uhr*. Bei der Uhr kann im Krankenhaus, in der Alten- und der Heilerziehungspflege davon ausgegangen werden, dass sie des Öfteren unter dem Begriff „unmittelbar arbeitsdienlich" einzustufen ist. Für die genannten Gegenstände muss der Arbeitgeber einerseits *Verwahrungsmöglichkeiten* (LAG Bremen AP 2 zu § 618 BGB) schaffen und andererseits für *Sachschäden* (beispielsweise für zerrissene Kleidung), *Ersatz* leisten (NJW, 1999). Diese Pflicht zum Ersatz ist jedoch in zwei Fällen eingeschränkt: Einmal in Fällen, in denen den Beschäftigten ein *Mitverschulden* trifft, und zum Zweiten, wenn es sich um Gegenstände handelt, die nur eingeschränkt arbeitsdienlich waren. So ist es in der Praxis des Betreuens und Pflegens üblich und auch angebracht, dass Dinge ohne Bedeutung für die Arbeitstätigkeit (wie Schmuck oder Uhren) nicht ersetzt werden. Dasselbe gilt für teure Kleidung, da „normale" Kleidung auf der Station oder Wohngruppe denselben Zweck erfüllt.
Eine weitere Ersatzmöglichkeit für den Arbeitgeber bietet die gesetzliche Unfallversicherung: Sofern im Rahmen der beruflichen Tätigkeit ein „Hilfsmittel" beschädigt wird, leistet dafür die

gesetzliche Unfallversicherung Ersatz. Rechtsgrundlage ist § 8 Abs. 3 SGB VII. Bei der in der Praxis häufigen Beschädigung der Brille kann deshalb vom Alten-, Kranken- oder Heilerziehungspfleger ein Antrag bei der Unfallversicherung auf Ersatz der Kosten einer Reparatur gestellt werden.

Zusammenfassend ist jedoch festzustellen, dass bei Beschädigungen des Eigentums der Mitarbeiter in den meisten Fällen ein Kostenersatz vom Arbeitgeber gefordert werden kann.

In der Praxis von besonderer wirtschaftlicher Bedeutung ist die Frage, wann für Beschädigungen an Fahrzeugen – entweder auf dem *Betriebsgelände* oder auf *Dienstfahrten* – Ersatz gefordert werden kann. Auch hier besteht auf Seiten des Arbeitgebers eine Obhuts- und Verwahrungspflicht für das Fahrzeug des Arbeitnehmers. Er muss deshalb einen Parkplatz zur Verfügung stellen, wenn die Beschäftigten üblicherweise einen Pkw benutzen (vgl. Schaub 1989) oder wenn ein Erreichen der Arbeitsstelle aufgrund der örtlichen Gegebenheiten bzw. des Schichtdienstes nur mit dem Kraftfahrzeug möglich ist. Über den Umfang der erforderlichen Sicherungen des Parkplatzes ist im Einzelfall zu entscheiden (BAG AP 1 zu § 611 BGB Parkplatz). Sowohl in psychiatrischen Krankenhäusern als auch in Behinderteneinrichtungen zählt zur Sicherungspflicht die Überwachung zum Schutz vor Beschädigungen durch Bewohner bzw. Patienten, was letztlich auch durch die erforderliche Aufsichtspflicht gewährleistet sein müsste. Nach einer neueren Entscheidung des Bundesarbeitsgerichts haftet der Arbeitgeber bei nicht grob fahrlässig oder vorsätzlich verursachten Unfällen auch dann, wenn das Fahrzeug auf dem Firmenparkplatz beschädigt wird und der Verursacher nicht auszumachen ist – sofern der Arbeitnehmer sein Auto für Dienstfahrten zur Verfügung stellt (BAG, Az. 8 AZR 875/94, veröffentlicht in ötvmagazin). Andererseits besteht nach einer Entscheidung des LAG Hessen keine automatische Haftung für Diebstähle auf Betriebsparkplätzen. Laut dem Urteil gehört der Diebstahl eines Kraftfahrzeuges zu den „allgemeinen Verkehrsrisiken", für die ein Arbeitgeber nicht haftet (LAG Hessen, Az.: 12 Sa 243/02). Trotzdem gilt, dass bei Beschädigungen des Pkw oder sonstiger Fortbewegungsmittel auf dem Gelände des Krankenhauses oder Heims grundsätzlich der Arbeitgeber Ersatz zu leisten hat, sofern er nicht darlegen kann, dass Dritte, d.h. Personen von außerhalb, den Schaden verursacht haben. Die Beschädigung durch Dritte kann den Arbeitgeber aber dann nicht entlasten, wenn es sich um Personen handelt, für die er die *Aufsichtpflicht* hatte.

Hiervon zu trennen ist die Frage, wann ein Arbeitnehmer auf Dienstfahrten mit seinem privaten Fahrzeug Ersatz für einen *Unfallschaden* fordern kann. Eine Entscheidung des Bundesarbeitsgerichts vom 07.09.1995 (BAG, NZA 1996, 32) befasst sich u.a. mit dem Ersatz des Nutzungsausfallschadens anlässlich einer Dienstfahrt. Danach hat der Arbeitgeber die entstandenen Unfallschäden zu ersetzen, wenn das Fahrzeug mit seiner Billigung in seinem Betätigungsbereich eingesetzt wurde. Ein solcher Einsatz liegt vor, wenn ohne den Einsatz des Arbeitnehmerfahrzeugs der Arbeitgeber ein eigenes Fahrzeug einsetzen und dabei die Unfallgefahr tragen müsste. Der Kostenersatz umfasst dabei auch den *Nutzungsausfall*. Grundlage dieser Ersatzpflicht ist nach ständiger Rechtsprechung § 670 BGB (BAGE (GS) 12, 15 = AP Nr. 2 zu § 611 BGB Gefährdungshaftung; BAGE 31, 147 = NJW 1962, 411; BAGE 33, 108 = NJW 1981, 702). Anders zu beurteilen ist dies dann, wenn eine besondere Vergütung gezahlt wird und diese aufgrund einer speziellen Vereinbarung zur Finanzierung einer *Vollkaskoversicherung* gewährt wird (LAG Baden-Württemberg, Urt. v. 17.09.1991, Az.: 7 Sa 44/91). In der Praxis wird zusätzlich der Abschluss einer „Dienstreise-Kaskoversicherung" gewählt, was gleichfalls direkte Ansprüche gegen den Arbeitgeber ausschließt.

Beschädigt ein Heimbewohner oder Patient andere Fahrzeuge, hat dies der jeweilige Träger nach den Grundsätzen über die gefahrgeneigte Tätigkeit im Rahmen seiner Fürsorgepflicht zu bezahlen bzw. das Pflegepersonal insoweit freizustellen (Kienzle 2010).

6.3   Unterbringung

Die Schädigung von Pflegekräften, insbesondere der Körper- und Gesundheitsschaden, stellt ohne Zweifel eine *Fremdschädigung* im Sinne der Landesunterbringungsgesetze dar (vgl. dazu § 1 Abs. 4 UBG-BW, § 8 Abs. 1 PsychKG Berlin, § 1 HFEG). Aus diesem Grund kann unter Mitwirkung des behandelnden Arztes und/oder gegebenenfalls des zuständigen *Ordnungsamtes* eine

Unterbringung des aggressiven Heimbewohners oder Patienten in einer sogenannten Unterbringungseinrichtung, in der Regel in einem psychiatrischen Krankenhaus, erfolgen. Beispielsweise können nach § 1 Abs. 1 UBG-BW psychisch Kranke untergebracht werden, wenn sie unterbringungsbedürftig sind. Gemäß § 1 Abs. 4 UBG-BW besteht die Unterbringungsbedürftigkeit dann, wenn die jeweilige Person eine gegenwärtige Gefahr für Rechtsgüter anderer darstellt und wenn die Gefährdung oder Gefahr nicht auf andere Weise abgewendet werden kann. Die Landesunterbringungsgesetze bezwecken somit gerade den Schutz Dritter vor aggressiven Handlungen psychisch kranker Menschen oder vergleichbarer Personengruppen.

Bei bereits (in einem psychiatrischen Krankenhaus) untergebrachten Personen kommt unter Umständen die Unterbringung im Maßregelvollzug bzw. in der forensischen Abteilung nach § 63 StGB in Betracht. Dies setzt jedoch voraus, dass der Patient im Krankenhaus eine rechtswidrige Tat im Zustand der Schuldunfähigkeit nach § 20 StGB oder der verminderten Schuldfähigkeit nach § 21 StGB begangen hat sowie von dem Patienten infolge seines Zustandes weitere erhebliche rechtswidrige Taten zu erwarten sind und er deshalb für die Allgemeinheit gefährlich ist. Bei mehrfachen Angriffen gegen das Pflegepersonal liegt dies eindeutig vor. Die Unterbringung nach § 63 StGB dient allerdings als „Ersatz" für eine Geld- oder Freiheitsstrafe, eine sogenannte Maßregel der Besserung und Sicherung. Es muss daher eine Straftat vorliegen, was bei körperlichen Angriffen zumindest in Form einer Körperverletzung zutrifft. Außerdem muss von den betroffenen Personen, d.h. dem Pflegepersonal *Strafanzeige* erstattet werden. Die Dienstvorgesetzten müssen dies aufgrund der arbeitsrechtlichen *Fürsorgepflicht* unterstützen und bei der Staatsanwaltschaft darauf hinwirken, dass zum Schutz vor weiteren Aggressionen eine einstweilige Unterbringung nach § 126a StPO erfolgt, und hierzu ein Unterbringungsbefehl erlassen wird. Dieser ist nach § 126a Abs. 1 StPO dann möglich, wenn die öffentliche Sicherheit es erfordert, was auch den Schutz des Pflegepersonals mit einschließt. In der Praxis meistens schwer zu erreichen, hilft jedoch konsequentes Betreiben des Verfahrens, „Druck" auf die Staatsanwaltschaft auszuüben. Wichtig ist hierbei die Rückendeckung durch die Krankenhausleitung. Ist der bereits untergebrachte Patient bei Durchführung von Angriffen gegen das Pflege- und Betreuungspersonal schuldfähig, kommt im Falle einer Strafanzeige sogar eine „normale" Strafe (in Form einer Geld- oder Freiheitsstrafe) in Betracht.

6.4 Kündigung des Heimvertrags

Der *Heimträger* kann den Heimvertrag aus *wichtigem Grund* kündigen (siehe auch Kienzle 2010). Ein wichtiger Grund liegt u.a. vor, wenn der Bewohner seine vertraglichen Pflichten schuldhaft so gröblich verletzt, dass dem Träger eine Fortsetzung nicht zugemutet werden kann. Ein derartiger Verstoß gegen die vertraglichen Pflichten kann die fortwährende Belästigung anderer Heimbewohner oder des Personals sein (Kunz et al. 1992). Leider ermöglicht das Heimgesetz nur die Kündigung bei einer „schuldhaften" Verletzung. Gegenüber Personen, die delikts- bzw. schuldunfähig sind, kann folglich selbst bei schweren Angriffen keine Kündigung erfolgen. In derartigen Fällen kommt jedoch eine Kündigung aus anderen Gründen in Betracht. Der Träger eines Heims kann den Heimvertrag aus wichtigem Grund kündigen, wenn der Gesundheitszustand des Bewohners sich so verändert hat, dass seine sachgerechte Betreuung in dem Heim nicht mehr möglich ist. Es ist dabei auf die objektiven Gegebenheiten des Heims in personeller und sachlicher Hinsicht abzustellen (ebd.). Die Verschlechterung des Gesundheitszustandes und die Unmöglichkeit einer sachgerechten Betreuung ist wohl dann eingetreten, wenn aufgrund mehrfacher Übergriffe auf Pflegekräfte oder Mitbewohner eine Betreuung nicht gewährleistet ist, da das Personal seinen Kontakt, um sich selbst zu schützen, auf ein Minimum beschränken muss. Es sind zwar an die Veränderung des Gesundheitszustandes und die Unmöglichkeit weiterer Betreuung strenge Anforderungen zu stellen (ebd.), jedoch muss dabei auch das Recht der Pflegekräfte auf Respektierung ihrer körperlichen Unversehrtheit beachtet werden. Eine sachgerechte Betreuung ist dann nicht mehr möglich, wenn sie auf Kosten der

Pflegekräfte geht, diese also in der Folge physische und psychische Nachteile erleiden müssen.

Die Kündigung muss in jedem Fall *schriftlich* erfolgen. Bei den Kündigungsgründen „Vertragsverletzung" und „Unmöglichkeit weiterer Betreuung" ist diese sogar *fristlos* möglich. In der Praxis ist es empfehlenswert, die Kündigung baldmöglichst auszusprechen: Ein längeres Zögern könnte dahingehend gewertet werden, dass das Verhalten des Bewohners bzw. die weitere Betreuung doch zumutbar ist (BGH in WPM 1983, S. 660). Sinnvoll erscheint es auch, jeden Vorfall zur Vorbereitung der Kündigung bzw. zum späteren Nachweis der Begründetheit genau mit Datum und Zeit sowie genauer Beschreibung und Auflistung der Zeugen zu dokumentieren. Diese sollten den Bericht bzw. Aktenvermerk mit unterzeichnen.

6.5 Reaktionsmöglichkeiten im Maßregelvollzug

 Hinweis

Grundsätzlich gilt, dass das jeweilige Krankenhaus als Einrichtung des Maßregelvollzuges dazu berechtigt ist, durch geeignete Sicherungsmaßnahmen die Rechtsgüter fremder Personen vor der Schädigung oder den Patienten selbst vor Eigengefährdung zu schützen. Ein klassischer Fall für die Zulässigkeit von Sicherungsmaßnahmen ist die Fremdaggression.

Ordnungsmaßnahmen dienen der „Funktionserhaltung" innerhalb der Einrichtung (Saage/Göppinger 1994). Es muss zuerst versucht werden, die Abwehr von Gefahren über die Therapie und Maßnahmen der Rehabilitation zu erreichen (ebd.). Insoweit gilt der Grundsatz der Verhältnismäßigkeit, der Maßnahmen erfordert, welche dem Einzelfall, insbesondere dem Grad der Gefährdung, angepasst sind. Es muss deshalb immer das mildeste Mittel gewählt werden.

Spezifische gesetzliche, d.h. landesgesetzliche Regelungen fehlen lediglich in Baden-Württemberg, da dort im Gegensatz zu anderen Bundesländern ein „Maßregelvollzugsgesetz" nicht vorhanden ist. Deshalb muss hier auf das Unterbringungsgesetz und die dortigen Verweise sowie ergänzend auf das Strafvollzugsgesetz zurückgegriffen werden. Einschlägig ist insoweit die Vorschrift des § 15 UBG-BW. Diese sagt zu diesem Aspekt aber lediglich aus:

§ **Gesetzestext**

> „(1) Für den Vollzug der durch rechtskräftige strafgerichtliche Entscheidung angeordneten Unterbringung in einem psychiatrischen Krankenhaus oder in einer Entziehungsanstalt gelten die §§ 7 bis 10 und 12 entsprechend."

Nur die Vorschriften des § 7 Abs. 2 UBG-BW treffen eine Regelungen zu den hier relevanten Maßnahmen:

§ **Gesetzestext**

> „(2) Die Untergebrachten haben diejenigen Maßnahmen zu dulden, die erforderlich sind, um Sicherheit und Ordnung in der anerkannten Einrichtung zu gewährleisten oder sie selbst zu schützen."

Der im Maßregelvollzug Untergebrachte kann daher mit Sanktionen belegt werden, die geeignet sind, eine Gefährdung der Sicherheit und Ordnung zu beseitigen. Dazu zählen selbstverständlich Angriffe gegen das Pflegepersonal oder Mitpatienten. Der wichtige Aspekt „Sicherheit und Ordnung" dokumentiert, dass zu deren Aufrechterhaltung eine Einschränkung der Rechte möglich ist. Die Grenzen sind allerdings von der zu beachtenden Verhältnismäßigkeit der Mittel gezogen. Von Interesse ist in diesem Zusammenhang, dass § 12 UBG-BW die Möglichkeit des unmittelbaren Zwangs gegenüber dem Untergebrachten vorsieht:

§ **Gesetzestext**

> „(1) Bedienstete der anerkannten Einrichtungen dürfen gegen Untergebrachte unmittelbaren Zwang nur dann anwenden, wenn der Untergebrachte zur Duldung der Maßnahmen verpflichtet ist. Unmittelbarer Zwang zur Untersuchung und Behandlung ist nur auf ärztliche Anordnung zulässig."

Dies bedeutet, dass insbesondere bei aggressiven Verhaltensweisen, die nicht auf andere Weise beseitigt werden können, Fixierungen und ähnliche Instrumentarien zum Einsatz kommen können.

Eine vergleichbare rechtliche Situation liegt in Bayern vor. Dort ist lediglich in Art. 19 UnterbrG geregelt:

§ Gesetzestext

„... dürfen gegen Untergebrachte unmittelbaren Zwang anwenden, wenn dies ... oder von Maßnahmen zur Aufrechterhaltung der Sicherheit und Ordnung in der Einrichtung erforderlich ist."

Hinsichtlich der Gabe von Medikamenten, beispielsweise zur Sedierung, kann auf Art. 13 Abs. 2 UnterbrG zurückgegriffen werden:

§ Gesetzestext

„(2) ... hat unaufschiebbare Behandlungsmaßnahmen, die nach den Regeln der ärztlichen Kunst geboten sind, zu dulden, soweit .... oder zur Aufrechterhaltung der Sicherheit und Ordnung in der Einrichtung notwendig sind ..."

Die genannte Vorschrift gibt deshalb bei Gefährdung durch den Patienten bzw. Untergebrachten die Möglichkeit der Zwangsmedikation.

Ebenso vergleichbar ist die Rechtslage in Berlin. Dort ist im Gesetz für psychisch Kranke unter § 29a PsychKG zu „besondere Sicherungsmaßnahmen" geregelt:

§ Gesetzestext

„(1) Besondere Sicherungsmaßnahmen sind nur zulässig, wenn die gegenwärtige erhebliche Gefahr besteht, dass der Untergebrachte ... oder ernsthaft verletzt oder gewalttätig wird ... und wenn der Gefahr nicht anders begegnet werden kann.

(2) Besondere Sicherungsmaßnahmen sind:

......

3. die Absonderung in einem besonderen Raum,
4. die Fixierung."

Dies bedeutet, dass auch in diesem Bundesland Zwangsmaßnahmen bei Fremd- und Autoaggression möglich sind. Nach dem

Wortlaut des Gesetzes sollen derartige Zwangsmaßnahmen aber immer nur das letzte aller möglichen Mittel darstellen.

In Brandenburg ist durch § 20 BbgPsychKG eine dem Berliner Unterbringungsgesetz sehr ähnliche Vorschrift geschaffen worden: Auch dort sind besondere Sicherungsmaßnahmen zulässig, wenn die gegenwärtige erhebliche Gefahr besteht, dass der Untergebrachte sich selbst ernsthaft verletzt oder gewalttätig wird und der Gefahr nicht anders begegnet werden kann.

In den Bundesländern Bremen, Hamburg, Hessen, Niedersachsen, Nordrhein-Westfalen, Rheinland-Pfalz, Saarland und Sachsen-Anhalt sind in erfreulicher Weise in Maßregelvollzugsgesetzen u.Ä. die möglichen Sanktionen und deren Voraussetzungen geregelt und auf den Bereich des Maßregelvollzuges abgestimmt.

Die Durchsuchung des Untergebrachten ist in den Maßregelvollzugsgesetzen in folgenden Vorschriften geregelt:

- Bremen: § 30
- Hamburg: § 28
- Hessen: § 33
- Niedersachsen: § 22
- Nordrhein-Westfalen: § 5
- Rheinland-Pfalz: § 20
- Saarland: § 14
- Sachsen-Anhalt: § 32.

Es besteht also eindeutig die Möglichkeit der Gefahrenabwehr bei Gefährdung der Sicherheit und Ordnung, insbesondere bei Verdacht auf Besitz von verbotenen Gegenständen (Waffen oder Ähnliches).

In folgenden Bundesländern ist auch die Anwendung von unmittelbarem Zwang in speziellen Vorschriften, d.h. in den Maßregelvollzugsgesetzen, festgelegt:

- Bremen: § 32
- Hamburg: § 30
- Hessen: § 36
- Niedersachsen: § 23
- Nordrhein-Westfalen: § 19
- Rheinland-Pfalz: § 22
- Saarland: § 20
- Sachsen-Anhalt: § 23.

Selbstverständlich geben die Maßregelvollzugsgesetze aller Bundesländer das Recht, geeignete Maßnahmen zur Aufrechterhaltung der Sicherheit zu ergreifen. Dies ist normiert in:

- § 31 für Bremen
- § 29 für Hamburg
- §§ 36, 37 für Hessen
- § 23 für Niedersachsen
- § 19 für Nordrhein-Westfalen
- §§ 19, 21 für Rheinland-Pfalz
- § 19 für das Saarland
- § 31 für Sachsen-Anhalt.

Dies bedeutet, dass Aggressionen im Maßregelvollzug mit *angemessenen* Zwangsmaßnahmen begegnet werden kann, da durch jede Aggression ein Verstoß gegen die Sicherheit und Ordnung begründet wird.

6.6 Reaktionsmöglichkeiten durch Unterbringungsgesetze

Wie bereits dargestellt, bieten auch die „normalen" Unterbringungsgesetze die Möglichkeit, Zwangsmaßnahmen bei Gefährdungen der Sicherheit und Ordnung (wozu Aggressionen eindeutig zählen) gegenüber einem Patienten zu ergreifen. Aufgrund der gesetzlichen Formulierung kommen dabei insbesondere in Betracht:

- Absonderung in einen bestimmten Raum,
- Fixierung,
- Sedierung.

Zusätzlich greifen noch die oben dargestellten allgemeinen Vorschriften wie Notwehr, Notstand etc., sofern das jeweilige Unterbringungsgesetz keine genauen Regelungen enthält.

7 Schutzpflicht gegenüber Dritten

Selbstverständlich sind auch Reaktionen auf Aggressionen notwendig, die sich gegen Dritte (insbesondere Mitpatienten bzw. Mitbewohner) richten. Insoweit hat das Krankenhauspersonal im Rahmen der Aufsichtspflicht die Verpflichtung, die körperliche Unversehrtheit und das Eigentums auch von Mitpatienten zu schützen. Deshalb stehen zu deren Schutz sowohl die straf- als auch die zivilrechtlichen Rechtfertigungsgründe zur Verfügung. Schutzmaßnahmen müssen nur in den Grenzen des Erforderlichen und Zumutbaren getroffen werden. Dies bedeutet, dass der Schaden (insbesondere eine Gefährdung Dritter) nur im Rahmen der Vermeidbarkeit verhindert werden muss. Besonders im Bereich des *erlaubten Risikos* und somit in Bereichen, wo sich ein völliger Ausschluss der Gefährdung aus übergeordneten Gründen nicht erreichen lässt, muss ein Restrisiko bleiben.

Als Beispiel wäre die Notwendigkeit des Ausgangs bei einer stationären psychiatrischen Behandlung zur *Rehabilitation* zu nennen. Intensive Überwachungsmaßnahmen gefährden eine erfolgreiche *Therapie* bei Personen mit psychischen Erkrankungen. Bei vorhersehbarer Gefahr müssen trotzdem diejenigen Maßnahmen getroffen werden, die einerseits die Gefahr beseitigen, andererseits aber nicht mehr als unbedingt notwendig in das *Persönlichkeitsrecht* des Betroffenen eingreifen. Es gilt folglich der *Verhältnismäßigkeitsgrundsatz* mit der notwendigen *Rechtsgüterabwägung* – was bedeutet, dass stets der Eingriff in die Rechte des Bewohners oder Patienten mit dem Umfang der Gefährdung verglichen werden muss. Werden allerdings zumutbare und notwendige Schutzmaßnahmen unterlassen, ist der Vorwurf der Fahrlässigkeit gerechtfertigt.

8   Zusammenfassung

Zusammenfassende Darstellung von Aggressionsformen und möglicher Reaktionen aus psychologischer und juristischer Sicht:

Tab. 3: Aggressionsformen und mögliche Reaktionen

Art der Aggression	psychologische Reaktion	juristische Reaktion
psychische Gewalt		
Ursachenforschung bei allen aggressiven Verhaltensweisen;	Unterscheidung zwischen Reaktion während Aggression und danach	in der Regel keine Reaktion möglich, da „Angriff'' fehlt
direktes Anschreien	ruhig bleiben, mit (ruhiger, aber) bestimmter Stimme antworten bzw. sich dagegen verwahren	ignorieren – keine Reaktion möglich, da „Angriff'' fehlt
Beschimpfen und Beleidigen	ruhig bleiben, mit (ruhiger, aber) bestimmter Stimme antworten bzw. sich dagegen verwahren; eventuell Zimmer bzw. Bereich verlassen	Hinweis auf die Möglichkeit einer Strafanzeige
anhaltendes oder ständiges Schreien	Ursachen suchen und angemessen reagieren (eventuell Bedürfnis nach Zuwendung)	ignorieren – keine Reaktion möglich, da „Angriff'' fehlt

Art der Aggression	psychologische Reaktion	juristische Reaktion
Verweigerung von Pflegemaßnahmen (bzgl. Körperhygiene, Nahrungs- oder Flüssigkeitsaufnahme, medizinischer Verordnungen u.Ä.)	Versuch, von Notwendigkeit zu überzeugen; Rücksprache mit Kollegen und Vorgesetzten bzw. Arzt	Hinweis auf schädliche Folgen; ausführliche Dokumentation
Einnässen oder Einkoten	Frischmachen; Hinweis auf eigene Betroffenheit und Möglichkeit der Selbstschädigung und Beeinträchtigung des Wohlbefindens	Hinweis auf Möglichkeit der Selbstschädigung; ausführliche Dokumentation
Beschmutzen von Wäsche, Gegenständen und Räumen	Ruhe bewahren; bestimmter Hinweis auf Unangemessenheit des Verhaltens und mögliche rechtliche Konsequenzen	Hinweis auf mögliche Ersatzansprüche des Heim- oder Krankenhausträgers; evtl. Kostenersatz durch Abzug bei Taschengeld
Sachbeschädigung		
mutwillige Sachbeschädigung eigener Gegenstände	Ruhe bewahren; in angemessener (nicht drohender) Weise Hinweis darauf geben, dass nur eigener Schaden bzw. eigene Nachteile entstehen	ausführliche Dokumentation

Art der Aggression	psychologische Reaktion	juristische Reaktion
Belästigungen		
sexuelle Belästigung	siehe Kapitel I.2.8.1	Hinweis auf Strafbarkeit; Aufforderung zur Unterlassung; falls kein Erfolg Gewaltanwendung in angemessener Weise sowie u. U. Strafanzeige
verbale Belästigung	nicht dulden, sondern bestimmt reagieren, d.h. Aufforderung, derartige Äußerungen oder Ähnliches zu unterlassen	Hinweis auf Strafbarkeit; u. U. bei Wiederholung Strafanzeige
direkter körperlicher Kontakt	nicht dulden, sondern bestimmt reagieren, d.h. Aufforderung, dies zu unterlassen und zusätzlich Handlungsverlauf unterbrechen (z.B. Hand wegschieben)	Unterscheidung, ob „nur" Anfassen oder massivere Handlungen; bei aggressiven Formen, d.h. körperlichen Angriffen, steht Notwehrrecht zu; aber: Verhältnismäßigkeit beachten
intrigantes Verhalten		
Ausspielen des Personals untereinander	teaminterne Kommunikation, d.h. Informieren und Ansprechen von Kollegen und Vorgesetzten	ausführliche Dokumentation; ansonsten ignorieren – keine Reaktion möglich, da „Angriff" fehlt

Art der Aggression	psychologische Reaktion	juristische Reaktion
ungerechtfertigte Beschwerden bei Vorgesetzten oder Angehörigen	offene Kommunikation zwischen allen Beteiligten (Team, Vorgesetzte, Angehörige etc.)	ausführliche Dokumentation
mangelnde Anerkennung oder fehlende Zuwendung („Liebesentzug")	Biographie kennenlernen und Gespräch mit Bewohner führen (Übertragung)	keine Reaktion möglich, da „Angriff" fehlt
aggressives Schweigen	selbst nicht aggressiv reagieren; neugierig machen	ignorieren – keine Reaktion möglich, da „Angriff" fehlt
physische Gewalt		
Kratzen, Beißen, Zwicken oder Haare ziehen	Handlungsablauf unterbrechen bzw. Verhalten stoppen und sich entziehen	Gegenmaßnahmen in den Grenzen der Verhältnismäßigkeit; grundsätzlich jedoch Notwehrrecht
Spucken	sich entziehen, d.h. weglaufen, wegdrehen etc.; Hinweis auf Kränkung	keine Reaktion möglich, da „Angriff" abgeschlossen
Treten	Handlungsablauf unterbrechen bzw. Verhalten stoppen und sich entziehen	keine Reaktion möglich, wenn Angriff abgeschlossen; bei Fortsetzung besteht Notwehrrecht

Art der Aggression	psychologische Reaktion	juristische Reaktion
Zerstören vom Eigentum des Heims/ Krankenhauses	bestimmter Hinweis auf nicht adäquates Verhalten	Kostenersatz ankündigen; ausführliche Dokumentation; u. U. Einschließen in Zimmer, falls Beschädigungen anhalten: Information der Krankenhaus- bzw. Heimleitung
Schlagen generell	Handlungsablauf unterbrechen bzw. Verhalten stoppen und sich entziehen	u. U. Abwehrmaßnahmen im Rahmen der Verhältnismäßigkeit (Notwehr)
Schlagen mit der Hand oder Faust	Handlungsablauf unterbrechen bzw. Verhalten stoppen und sich entziehen	u. U. Abwehrmaßnahmen im Rahmen der Verhältnismäßigkeit (Notwehr)
Schlagen mit ungefährlichen Gegenständen	Gegenstand entwenden, um Schlimmeres zu verhüten	Abwehrmaßnahmen (Notwehr) ohne „Waffe"
Schlagen mit gefährlichen Gegenständen	Abwehrmaßnahmen durch Dazwischengehen	Abwehrmaßnahmen (Notwehr) mit „Waffen" möglich
Autoaggression als Mittel gegen Pflegende	liebevolles Zuwenden; Beruhigen und u. U. Maßnahmen zur Verhinderung der Selbstschädigung ergreifen	keine Reaktion möglich

 Merke

Stets ist zu beachten: Jede Form der Aggression, die körperliche Folgen hat, ist sorgfältig zu dokumentieren und schriftlich an die Heim-, Krankenhaus- bzw. Pflegedienstleitung zu melden!

Glossar

Abwehrmechanismus
: Nach Sigmund Freud eine meist unbewusste Reaktion auf einen Konflikt des „Ich" (z.B. schwer krank zu sein). Damit verbundene Ängste entladen sich in aggressivem Verhalten gegenüber einer Pflegeperson.
Verdrängung ist einer der häufigsten Abwehrmechanismen.

Basale Stimulation
: Das Konzept der Basalen Stimulation entwickelte der Sonderpädagoge Andreas Fröhlich in den 1970-er Jahren und integrierte es gemeinsam mit Christel Bienstein in die Pflege. Durch bewusste Stimulationen verschiedener basaler Ebenen wird die Wahrnehmung verstärkt: *Somatische* Stimulation (z.B. Berührungen), *taktile* Stimulation (z.B. Berührung von Gegenständen), *vestibuläre* Stimulation (z.B. Mobilisation), *vibratorische* Stimulation (z.B. Singen oder Brummen), *visuelle* Stimulation (z.B. bei bettlägerigen Patienten: Bilder an der Decke) und andere mehr.
Da sich besonders kranke und behinderte Menschen mangels erfahrbarer Reize oft passiv verhalten, versucht die Basale Stimulation hierzu einen Ausgleich zu schaffen.

Burnout-Syndrom
: Bezeichnet einen Zustand totaler psychischer und physischer Erschöpfung als Reaktion auf tätigkeitsbezogene Belastun-

gen. Symptome sind auf der körperlichen Ebene: Müdigkeit, Abgeschlagenheit, Schlafstörungen, Kopfschmerzen, Störungen der Immunabwehr und dadurch Infektionskrankheiten. Auf psychischer Ebene: Selbstzweifel, Resignation, Verzweiflung, Aggression, emotionale Härte, Alkohol-, Nikotin- und/oder Schmerzmittelmissbrauch. Auf sozialer Ebene: Rückzug, fehlende Anteilnahme an Bewohnern/Patienten, Misstrauen und Einsamkeit.

Ersatzbefriedigung Entstandene Bedürfnisse können nicht adäquat befriedigt werden (z.B. statt Zuwendung zu bekommen, befriedigt man dieses Bedürfnis vermeintlich mit Essen). Da es sich aber nur um einen „Ersatz" handelt, ist die Befriedigung kurzfristig und hat negative bzw. ungewollte Folgen (z.B. Gewichtszunahme).

Empathie Bedeutet Anteilnahme. In der Pflege taucht dieser Begriff oft im Zusammenhang mit Gesprächsführung auf. Es werden unterschieden:
Akzeptierende Empathie: Dem anderen zuhören, ihn verstehen und widerspiegeln. Die Rückmeldung des Gesagten mit anderen Worten verhilft dem Betroffenen zu größerer Klarheit und damit zur eigenständigen Lösung eines Problems.
Aktivierende Empathie: Neben dem Zuhören und Rückmelden Bemühen um hilfreiche Schlussfolgerungen, um aktiv an der Problemlösung teilzunehmen.

Fremd- bzw. Selbstbild Die Einschätzung und Bewertung einer Person durch die Person selbst oder durch andere ist für den privaten wie beruflichen Bereich von großer Bedeutung. Selbst-

und Fremdbild hängen voneinander ab und wirken aufeinander ein (z.B. ein negatives Fremdbild der Pflege auf das Selbstbild einer einzelnen Pflegekraft).

Helfersyndrom

Mit dem Buch „Der hilflose Helfer" des Psychoanalytikers Wolfgang Schmidbauer wurde die Diskussion über die sogenannte Helferpersönlichkeit begonnen. Dabei wurden u.a. die Motive des Helfers und dessen „Nutzen" diskutiert.

Eine Helferpersönlichkeit ist nach Schmidbauer eine Person, die unfähig ist, eigene Gefühle und Bedürfnisse zu äußern. Sie kann ihre Schwächen nicht akzeptieren und versteckt sich hinter einer Fassade übertriebener Hilfsbereitschaft.

Die Ursachen liegen, wie Schmidbauer ausführt, in einem Mangel an Zuwendung und Anerkennung in der frühen Kindheit. Aus den dadurch hervorgerufenen Kränkungen erwächst ein starkes Bedürfnis nach Zuneigung und Anerkennung, das nur durch Leistung befriedigt werden kann. Der Erwachsene schwankt wegen seiner zu starken Leistungsorientierung zwischen den Polen „Alles zu können" oder „Nichts zu können". Die Folge ist eine ständige Unzufriedenheit.

Pflegekräfte mit einem Helfersyndrom zeichnen sich durch eine aufopfernde Pflege aus, die sich allerdings nicht am Bewohner/Patienten orientiert, sondern nur Mittel zum Zweck ist.

Dies äußert sich durch eine übertriebene regressionsfördernde Pflege, Entmündigung der zu pflegenden Personen und Alleinvertretungsanspruch an den Pflegebedürftigen.

Instinkttheorie	Geht u.a. von der Annahme aus, dass auch Aggression ein Bedürfnis wie Schlafen und Essen, also ein physiologisches ist. Jeder Mensch ist demnach aggressiv und gewalttätig. Aggressionen kann man aber in Aktivitäten lenken, die gesellschaftlich akzeptiert sind, z.B. in Sportwettkämpfe. Der sogenannte Aggressionstrieb hat sich entwickelt, um das Überleben der gesamten Art zu sichern. Zur Erklärung von aggressiven Verhaltensweisen und deren Vorhersage genügt dieses Modell alleine nicht.
Mobbing	Mobbing kann definiert werden als ein mehrfaches Handeln gegen eine einzelne Person (oder mehrerer Personen gegen eine einzelne). Das Ziel ist dabei die Schädigung der Zielperson und die Vertreibung aus ihrer sozialen Position. Methoden des Mobbings sind: Üble Nachrede bzw. Verleumdung, Drohungen, persönliche Angriffe, Isolierung, Bloßstellen etc. Es kann durch Strukturprobleme am Arbeitsplatz gefördert werden. Dazu zählen mangelhafte Kommunikationsstrukturen, zu schwache oder zu starke Führung, ständige Überforderung der Mitarbeiterinnen. Gründe für Mobbing können sein: rücksichtslose Durchsetzung von Interessen, Angst vor Konkurrenz, Machtwünsche oder auch Autoritätsverlust. Es wird durch eine Persönlichkeit des Opfers begünstigt, die u.a. durch unehrliches Verhalten, Unzuverlässigkeit, Desinteresse, schüchternes Auftreten oder hervorstechende äußere Merkmale gekennzeichnet sein kann.
Pflegeprozess	Zum Pflegeprozess gehören die Schritte: 1. Informationssammlung, Pflegeanamnese

2. Probleme und Ressourcen erkennen
3. Ziele setzen
4. Planung der Pflege
5. Ausführen der Pflege
6. Kontrolle der pflegerischen Maßnahmen und deren Wirkung

Supervision	Man unterscheidet zwischen: *Team-Supervision*: Hier geht es um die Mitarbeiter eines Arbeitsbereiches. Alle Teammitglieder sind betroffen, auch wenn es dabei um Probleme mit Bewohnern/Patienten geht. *Gruppen-Supervision*: Hier kommen die Mitarbeiter aus verschiedenen Wohnbereichen bzw. Stationen einer Einrichtung mit ähnlichen Problemen (z.B. Gewalt) zusammen. Wichtig ist, dass der Supervisor von außen kommt und über eine entsprechende Ausbildung verfügt.
Teamgespräch	Dies sollte mindestens einmal monatlich (während der Arbeitszeit) stattfinden. Mögliche Inhalte können neben zwischenmenschlichen Problemen sein: Belange der Einrichtung, Umgestaltungen, Anschaffungen, Wünsche und Absprachen in der Dienstplangestaltung, Anordnungen der Verwaltung, Heim- und Pflegedienstleitung, Rückmeldungen an Schüler und Hilfspersonal.
Übergabe (-gespräch)	Um die Pflegekontinuität zu gewährleisten, muss bei jedem Schichtwechsel eine ausführliche Übergabe erfolgen. Sie ist zu Dienstbeginn bzw. kurz vor Dienstschluss verpflichtend, wobei über jeden Patienten/Bewohner berichtet wird. Private Gespräche sind hierbei nicht erwünscht.

Übertragung	Dieser Begriff stammt aus der Psychoanalyse Sigmund Freuds. In diesem Zusammenhang bedeutet er, dass der Bewohner/Patient unbearbeitete Konflikte bspw. mit einem Angehörigen auf Pflegekräfte überträgt und versucht, unbewusst nun mit diesen den Konflikt zu lösen (z.B. bekommt die Altenpflegerin die Wut zu spüren, die der Bewohner eigentlich auf seine Tochter hat, die ihn seiner Meinung nach in das Pflegeheim „abgeschoben" hat).
Verstärkung/Verstärker	Als Verstärkung oder Verstärker wird in der Lerntheorie ein Verhalten oder eine Konsequenz auf ein Verhalten verstanden, das die Wiederholung des Verhaltens wahrscheinlich macht. Allerdings kann auch unerwünschtes Verhalten verstärkt und somit gelernt werden.

Literaturverzeichnis

Bandura, A./Ross, D./Ross, S. (1963): Vicacious reinforcement and imitative learning. In: Journal of Abnormal and Social Psychology

Böhme, H. (1991): Das Recht des Krankenpflegepersonals, Teil 2. Haftungsrecht. Stuttgart: Kohlhammer

Böker, W./Häfner, H. (1973): Gewalttaten Geistesgestörter. Berlin: Springer

Breakwell, G.M. (1998): Aggressionen bewältigen. Göttingen: Hans Huber

Dollard, J./Miller, N.E. (1972): Frustration und Aggression. Weinheim: Beltz

Geigel, R./Schlegelmilch, G. (1993): Der Haftpflichtprozeß. München: C.H. Beck

Geiß, K. (1989): Arzthaftpflichtrecht. München: C.H. Beck

Grond, E. (1997): Altenpflege ohne Gewalt. Hannover: Vincentz

Heinrich, J. (1992): Aggression und Stress. Weinheim: Beltz

Hirsch, A.M. (1997): Kommunikative Kompetenz. München: Urban & Vogel

Kämmer, K. (1996): Pflegemanagement in Altenheimen. Hannover: Schlütersche

Kienzle, T. (2010): Das Recht in der Heilerziehungs- und Altenpflege. Stuttgart: Kohlhammer

Kienzle, T. (1998): Schutzrechte für Pflegekräfte. Stuttgart: Kohlhammer

Knobling, C. (1985): Konfliktsituationen in Altenheimen. Freiburg: Lambertus

Kornadt, H.J. (1981): Aggression und Aggressionshemmung. Bern: Hans Huber

Kretschmer, I./Würkert, B. (2000): Aggression und Rehabilitation. In: Report Psychologie 11–12

Kunz, E. et al. (1992): Heimgesetz. München: C.H. Beck

Palandt, O. (1996): Bürgerliches Gesetzbuch. München: C.H. Beck

Richter D. et al. (2001): Konfliktmanagement in psychiatrischen Einrichtungen. Düsseldorf: GUV Westfalen-Lippe

Rieger, H.-J. (2001): Lexikon des Arztrechts. Heidelberg: L.F. Müller

Ruthemann, U. (1993): Aggression und Gewalt im Altenheim. Basel: Recom

Saage, E./Göppinger, H. (Hrsg.) (1994): Freiheitsentziehung und Unterbringung. München: C.H. Beck

Schaub, G. (1989): Arbeitsrechtshandbuch. München: C.H. Beck

Schönke, A./Schröder, H. (1997): Strafgesetzbuch. München: C.H. Beck

Stanjek, K. (Hrsg.) (1998): Altenpflege konkret. Sozialwissenschaften. Hannover: Gustav Fischer

Steffen, E. (1992): Neue Entwicklungslinien der BGM-Rechtsprechung zum Arzthaftungsrecht. In: RWS-Skript 137

Steinert, T. (1995): Aggression bei psychisch Kranken. Stuttgart: Enke

Tausch R./Tausch, A. (1979): Erziehungspsychologie. Göttingen: Hogrefe

Vogl, M. (1996): Das neue Arbeitsschutzgesetz. In: Neue Juristische Wochenschrift 42

Wirsing, K. (2000): Psychologisches Grundwissen für Altenpflegeberufe. Weinheim: Beltz

Wlotzke, O. (1997): Die neue Arbeitsstättenverordnung. In: Neue Juristische Wochenschrift 22

Stichwortregister

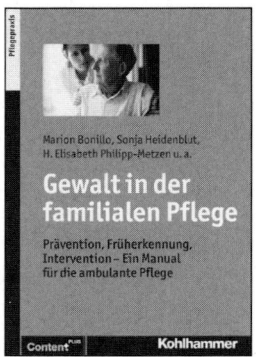